西尔斯
DR. Sears
过敏全书
THE ALLERGY BOOK

〔美〕罗伯特·西尔斯 威廉·西尔斯 著

涂传鸣 李源露 译

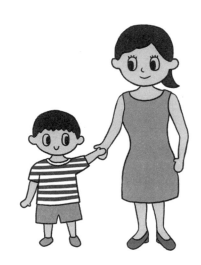

南海出版公司

新经典文化股份有限公司
www.readinglife.com
出　品

序　言

33 年前毕业于首都医科大学儿科系的我，在上学期间都没有接受过关于过敏的完整教育，倒不是当年医学水平差，也不是我们的老师水平有限（我们的老师中有两位中国工程院院士），而是过敏的发生率实在是太低，病情也没有现在如此之复杂。

随着社会的前进，不仅"过敏"这个词成了家喻户晓的医学名词，而且湿疹、荨麻疹、过敏性鼻炎、哮喘、牛奶过敏等词，成了家长们、保姆们、幼教老师们常谈及的话题，似乎从不与这些词沾边的孩子越来越少了。这到底是怎么一回事儿呢？为何世界卫生组织（WHO）将过敏纳入 21 世纪最具有流行性的疾病之一？为何"特殊医学用途婴儿配方食品"，水解奶粉、氨基酸配方粉、深度水解配方等词成了很多家长热议的话题？为何孩子出现流涕、喷嚏、咳嗽，医生会考虑过敏性鼻炎、过敏性咳嗽？为何越来越多的家长闻激素色变？为何网上推销的不含激素治疗湿疹的三无产品的药膏会被家长当成宝贝私下流传？

过敏怎么就成了如此盛行的疾病或问题？这不仅与医学发展有极大关系，关键还是发生率在大幅上升，影响到了太多的孩子和成人。每个国家报道的过敏发生率略有不同，从 6% ～ 12%，其实这都是几年前的统计数据。所有关注过敏的专家都承认，发生率在逐年递增。

这类慢性疾病蚕食人类健康，特别是儿童健康的医学和营养问题，会从牛奶等婴儿最常需要的食物开始。有些过敏症状极其轻微，可以忽略不计；有些严重至极，影响孩子的生长发育，甚至危及生命。医学界在行动，家长们在呼吁，如何治疗过敏，如何预防过敏？我们能远离过敏吗？于是乎，所有人开始关注药物，药物！似乎研制出神奇药物就可消灭过敏这个恶魔。可是无数的现实案例粉碎了大家的期待、梦想。因为我们发现世界上没有特效药能够快速、彻底地驱赶、消灭过敏。我们使出浑身解数，过敏发生率还是在增长。

这不得不提醒医学界和大众，我们需要静心地与过敏谈判了，而不是仅仅过几招那么简单。要想揭秘过敏，首先要从人类免疫系统的发育、成熟、稳固等开始。这就离不开我们现在谈及的"生命早期1000天"。从受精卵开始，到孩子出生后满两岁，这生命长河中短短的1000天，不仅孕育出新的生命，而且为人一生的康健奠定了基础。在这短短的1000天期间，我们的现代生活是否发生了变化，而且很可能是巨大变化。纯自然怀孕、顺利自然分娩、出生后没有任何配方粉下的纯母乳喂养、大小环境过于干净、化学及物理消毒满家飞、一生病就躲不开抗生素、成品食物过早加入，等等，这些生活的巨变，是否在中国也就短短的一二十年，而过敏发生率在这短短的一二十年间却突飞猛进地增长，这难道是巧合？！

非常欣喜看到美国西尔斯医生的《西尔斯过敏全书》这本书，从人类奇妙的免疫世界谈起，涉及了过敏的方方面面，包括定义、症状、检查、诊断、治疗；还详细介绍了不同食物、接触物、吸入物过敏的特征及应对方法，可以堪称过敏小百科。但此书适合哪些读者呢？看似很明显，适合自己有过敏或家人有过敏的人群，特别是饱受过敏困扰的孩子们的家长。在此，我衷心推荐所有人都应该仔细阅读这本书。不要把这本书作为字典，仅是为了查找自己关心的内容，而是应该像小说一样从头到尾读取。这不是一般的医学科普书，这是与你息息相关的营养和生活方式指导书籍。如果不从第 1 章"奇妙的过敏和免疫学世界"读起，如果不接受作者的书写逻辑，有可能读完此书知道的只是过敏的皮毛，也许只是一知半解的皮毛，你不会游刃有余地摆脱过敏，而有可能继续备受过敏的折磨。即使现在没有过敏的人群，也应认真阅读这本书，以此顺利绕开过敏。就像我出版过一本《崔玉涛谈自然养育：绕得开的食物过敏》一样，目的是为了有效预防过敏。

读了这本书以后，感觉书中非常详尽和生动地展示了过敏，但毕竟作者来自美国，有些生活指导不一定符合中国的国情。读者们不要纠结某些细节，遇到问题还是应该咨询身边的专业医务人员。另外，写书需要不短的时间，出书还需要一段过程，加上翻译成中文更少不了时间的延迟。书中有些细微之处会受到现在科学发展的挑战，但绝不会影响西尔斯医生想要表达的整体思想。真是一本很好的关于过敏的科普读物，真心推荐给中国的读者。

衷心希望所有父母、儿童健康工作者、关注自身健康的各界人士，按照作者展示的思路，仔细阅读这本书。我保证对您及您的家人、您所关心的朋友会有极大的帮助！

此致！

北京崔玉涛儿童健康管理中心 首席健康官

北京崔玉涛育学园儿科诊所 院长

崔玉涛

2019 年 4 月 6 日于北京

目　录

Contents

致读者

　　本书旨在提供治疗过敏的基本信息，而不是具体的医疗建议。如果书中提及的信息与医生的建议有冲突，请谨遵医嘱。任何药物治疗，不论是天然的、非处方药或是处方药，都可能导致严重的副作用。因此，在开始孩子的治疗之前，需要征求主治医生的意见。

前　言

　　如今，过敏性疾病成了儿童和成人面临的最普遍的医学和营养问题。对一些人来说，这只是一个轻微的滋扰，而对于全球数亿人来说，过敏却是终身的挑战。过敏不仅仅是我们看到的流鼻涕，它影响着我们身体的每一个重要器官。过敏刺激皮肤，迫使肺部收缩，引发肠道炎症，过度刺激或抑制免疫系统，并且干扰神经系统自身的发育和功能。因此，过敏不仅是一些恼人的症状，而且对我们长期的身心健康有深远影响。

　　近几十年，患过敏性疾病的人群比例正在稳步增长，且这一趋势并没有放缓的迹象。过敏率持续上升的主要原因尚不明确，但大多数医生和专业学者猜想这是由于环境（化学物质、毒素、污染物和营养不良）对基因产生了影响。雪上加霜的是：过敏具有家族遗传性——父母过敏，孩子大多也会过敏，他们长大后也会生育更多过敏的孩子。

　　我们称这种现象为表观遗传学，更多的细节会在第 22 页解释。简单来说，我们的环境影响了基因。负面的环境影响导致我们的基因行为异常，并且以不正常的方式来表达自己。其中一个后果是，我们的免疫系统中过敏这一分支会变得反应过度，出现过敏性疾病。这种基因的变化，会从父母遗传给孩子，并且继续循环下去。也许，解决过敏问题最好的长期方案就是：清理我们的地球和改变生活方式。与此同时，作为个人，我们也可以采取更多的方法来改善健康，从而减轻过敏。

写这本书的目的是希望你和孩子不再遭受这一切。你的人生将从此告别过去的持续症状和慢性疾病，充满健康和快乐。我们——西尔斯医生和鲍勃医生，将会帮助分析你和家人出现症状的原因，告诉你如何消除这些致病因素。对于一些幸运的人来说，并不需要做太多。找到原因，在生活中消除它们，问题就会解决。要是每一个人的情况都如此简单该多好。但是，对于大多数人，这个过程将更复杂且更具挑战性。也许有多种过敏症状涉及其中，也许有免疫功能障碍需要修复或发炎的肠道等待愈合。想要成功解决这一问题，首先要对身体的过敏和炎症反应进行必要的控制和治疗。

就个人而言，我——鲍勃医生，前半生也被鼻过敏和哮喘困扰。大部分时间，我随身携带哮喘吸入器（直到最近才不带了），按时服用抗过敏药物，使用天然补充剂，做过数次过敏原检测，并尝试过其他所有能想到的方法。经过多年的调查研究，我终于实现了自己所期望的——哮喘和过敏不再影响日常生活。现在，我可以几周、几个月都不需要依赖吸入器或药箱了。接下来，我将会分享在营养、环境上作出的改变，以及使用补充剂和自然疗法带来的巨大变化。

来自鲍勃医生的温馨小提示：这本书是西尔斯医生和我共同努力完成的，分享了很多基于我们经验的故事。在很多病例中，你会发现主语变成了"我们"。而作为过敏大军中的一员，我有很多个人的故事会分享给大家。因此，文中"我"代表的就是我自己。从现在起，我们不会再表述为"鲍勃医生分享他的人生"。少数由西尔斯医生分享的病例，会特别说明。

你可以按照自己的需求来阅读，比如你和孩子患有哪种类型的过敏，身体的哪些系统受到了影响，可以阅读相关的部分。以下是关于每一种过敏性疾病的简短概述，希望能够帮助你更好地了解这本书涉猎的范围。

鼻部症状也许是过敏最常见的表现形式。长期流鼻涕、鼻塞、打喷嚏给患者和周遭的人带来了很大的困扰。细心地跟踪观察和适当的检测都可以帮助我们找出过敏原——也许只是灰尘和宠物，或是食物过敏，比如牛奶。对那些患有多种过敏性疾病且无法消除的患者，适当的用药会有所缓解，使用天然产品也会有同等的功效。同时，环境控制措施也可以减少致病因素的暴露。必要的时候，其他的鼻腔问题，比如：鼻窦感染或腺体肥大都应该纳入考虑范围。追踪这些引发鼻部症状的原因至关重要，因为那些未解决的鼻过敏症状有很高的风险会在将来发展成为哮喘。

哮喘是一种更严重的情况，所需的治疗不仅仅是过敏原检测和消除致病过敏原。必要的药物治疗能够更安全有效地控制哮喘症状，让呼吸系统得到缓解，一些天然的产品也会有帮助。但是，解决哮喘的关键还在于减少身体的炎症。只有肠道得到了修复，免疫系统才能发挥作用，从而缓解肺部的过敏和炎症。

皮肤过敏，比如：湿疹、荨麻疹，及其他皮疹，在婴幼儿时期都比较常见，并且可能会持续整个童年期，甚至到成年时期。通过采取适当、正确的皮肤护理措施来减少对皮肤的刺激，追踪并消除皮肤过敏的原因非常有必要。这不仅仅是为了减轻症状，更重要的是为了降低患哮喘的风险。

食物过敏是一个日益严重的问题。一些食物的速发过敏很容易观察到，比如：花生和甲壳贝类。而处理这一类型过敏问题的关键，就是懂得如何回避隐藏于食物中的过敏原。然而，大多数食物过敏并不是那么明显。我们需要通过多方面调查、研究来确定你或者孩子是否食物过敏、哪些食物会导致过敏，以及如何才能从日常生活中剔除这些食物，但依然保证均衡的营养。

食物敏感又是另一种完全不同的情况。与典型的过敏反应不同，一些食物以非过敏的方式影响免疫系统，或者对大脑和身体产生化学作用。麸质敏感就是一个越来越常见的例子，酪蛋白（牛奶蛋白）敏感更是超出很多人的想象。而人造食品添加剂也是造成食物敏感的原因之一。这些食物敏感带来的影响表现为：肠道问题、行为问题、学习困难、复发性疾病，甚至是情绪障碍。

识别和消除过敏和食物敏感，积极修复肠道和免疫系统将会有利于改善由于食物过敏或食物敏感带来的医疗问题、行为问题，以及孩子成长过程中存在的问题。这些问题包括：婴儿肠痉挛、脾气极度暴躁、注意力不集中、多动症、耳鼻反复感染、自身免疫性疾病，以及其他幼年、成年时期的疾病。

无论是身体系统的哪一部分受到了过敏的影响，开启治疗之前，我们必须先知道是什么过敏原导致了目前的情况。我们也将在后文中提供一个较为全面的过敏原检测指南，其中包括了皮肤检测、血液检测和肌力检测。过敏原检测并不是完美的，父母通常还要深入地观察、探索，才能确认整个家庭到底对什么过敏。

主流的医学在治疗和消除过敏性疾病方面已经取得了巨大的进步。

本书中分享的很多准则都源于美国儿科学会，美国过敏、哮喘和免疫学会，以及美国过敏、哮喘和免疫学医师协会。对于情况较稳定的病人，我们通常建议他们去看当地的儿科医生和过敏专科医生。但是在某些病例中，过敏原检测无法找到过敏原，并且长期的药物治疗并没有给孩子带来改善，那么转向结合医学就十分有必要了。我们将会向你展示，如何有效地通过天然药物和替代医学实践者来找到你想知道的答案，这其中当然包括密切关注你的孩子和家庭的营养健康状况。现代医学之父——希波克拉底曾说："让食物变成你的药。"你吃的东西可能对过敏性疾病有帮助，也可能使其变得更糟。因此，我们会提供一个营养方案来减少身体的炎症和过敏反应，并改善肠道和免疫健康。这些步骤对于战胜过敏至关重要。

不论你的家庭被哪种类型的过敏性疾病困扰，这本书都将逐步为你找到合适的解决方案。我们的目标是：首先，帮助你诊断过敏；其次，帮助你采取适当的方式治疗过敏；最后，也是最重要的，帮助你消除过敏并改善长期的健康问题。

第 1 章

奇妙的过敏和免疫学世界

我们研究了过敏和免疫学，发现免疫系统与周遭环境相互作用的方式非常奇特。但这份奇特，你或许无法理解。为了更好地了解过敏，首先需要对免疫系统有一个大体的认识。在这一部分，我们将对免疫系统如何运作进行基本介绍，重点强调过敏这一分支。阅读时，你可能也会对此产生浓厚的兴趣。

免疫系统

在这本书中经常出现这个概念——过敏原，过敏原指的是一种触发过敏反应的介质。免疫系统对过敏原的反应是导致我们数百万人患上过敏性疾病的原因。因此，了解免疫系统中过敏这一分支，将有助于你理解过敏原检测，以及过敏的治疗和预防。

免疫系统由白细胞、抗体及各种化学物质组成，均对入侵人体的外来物质作出反应。当遇到病菌，白细胞吞噬并杀死病菌，继而将免疫记忆传输到整个免疫系统。通过这种方式，当病菌下一次来袭，免疫系统会更迅速地作出攻击反应。同理，癌细胞也是通过类似的方式被消除的。这种情况下的免疫反应为我们抵御严重疾病提供了积极的帮助。然而，对于触发过敏反应的致病因素，并非如此。

我们的免疫系统拥有不同类型的白细胞，每一种白细胞均有其独特的功能：它们之间互相沟通协调对入侵者作出免疫反应。白细胞可以分为两类：固有免疫细胞和适应性免疫细胞。

固有免疫

固有免疫细胞形成了人体的第一层防护。这些战斗在一线的白细胞遇到入侵者便立刻作出攻击。一部分白细胞，比如自然杀伤细胞和中性粒细胞，主要攻击病菌。而另一部分白细胞，同时对病菌和入侵的过敏原作出反应。这类细胞包括：

肥大细胞。这些对过敏原作出反应的白细胞位于我们的皮肤和黏膜上（眼、鼻、口腔、肺和肠道）。当过敏原入侵，肥大细胞主要负责释放组胺；组胺是让我们在过敏反应中感觉瘙痒及产生肿胀的物质。另外，肥大细胞还释放出其他化学物质，如白三烯、细胞因子，以及特定的酸和酶，进一步加剧过敏反应并导致炎症（红肿）。

嗜碱性粒细胞。这类细胞在我们的血液中循环，当过敏原进入血液时，便释放出组胺。同时，它们还释放出让身体产生炎症的细胞因子。

嗜酸性粒细胞。这类细胞同样在我们的血液中循环，当过敏原入侵时，嗜酸性粒细胞将进入身体组织对过敏原产生炎症反应。同时，它们还会攻击寄生虫。

树突细胞。这类细胞存在于我们的皮肤和黏膜上。与肥大细胞不同，树突细胞对过敏原作出的反应并非释放组胺，而是通过吞噬过敏原，把过敏原转移至最近的淋巴结，进入适应性免疫（参见下文"适应性免疫")。这一过程使免疫系统产生记忆,随后再次接触到过敏原,我们的身体便会作出相同的反应。多亏了树突细胞!这些细胞对入侵身体的病菌作出相同的反应,使得我们的身体能够拥有更好的免疫力来战胜病菌。

巨噬细胞。这是白细胞中另一类型的"告密者"。它们能够识别过敏原,发出化学信号来吸引嗜酸性粒细胞、嗜碱性粒细胞和某些适应性免疫细胞。

上皮细胞。它们实际上并不是白细胞,而是排列在肺气道、血液和其他身体组织内层的结构细胞。上皮细胞通过释放化学物质,吸引对抗过敏的白细胞来到该区域,以对过敏原作出回应。

适应性免疫

该免疫系统分支是人体的第二道防线,由白细胞中的淋巴细胞及被称为免疫球蛋白的抗体构成。

淋巴细胞在血液中循环并聚集于淋巴结。这些细胞及其产生的抗体将作为一种储备,在必要的时候对外来的病菌和过敏原进行有组织地攻击。适应性免疫和固有免疫最大的不同之处在于免疫记忆。当固有的树突细胞把病毒和过敏原转移至淋巴细胞(参见上文"树突细胞"),淋巴细胞就对此产生记忆。从积极的方面来说,这意味着淋巴细胞对以往的病菌产生了记忆,当这些病菌再次入侵时,淋巴细胞便会清除它们。不幸的是,这些细胞也会保留身体的过敏记忆,导致外界轻微的刺激就会引发过敏反应。淋巴细胞分为两种,每一种都在过敏和免疫应答中起着独特的作用。

1. T 淋巴细胞：这些细胞能够杀死病菌，并通过对入侵者释放有毒的化学物质——细胞因子，对过敏原作出反应。T 淋巴细胞为我们提供所谓的细胞免疫，即免疫细胞直接杀死入侵的病菌。T 淋巴细胞有不同的种类，其中的两种对过敏尤为重要：Th1 细胞主要负责对抗病菌，并产生迟发型过敏反应；而 Th2 细胞主要负责规划其余的免疫系统在遇到过敏原时的免疫应答。

2. B 淋巴细胞：这些细胞存储着对以往的病菌和过敏原的特异性抗体。当 B 淋巴细胞在血液中遇到这些病菌和过敏原时，将释放抗体来攻击和摧毁入侵者。这个过程称作体液免疫，指的是通过细胞体液提供免疫应答。这些细胞驻留在身体组织的黏膜中，时刻准备着在过敏原出现时释放抗体。

免疫球蛋白是由 B 淋巴细胞产生的抗体。它们漂浮在血液中或者存在于 B 淋巴细胞中，时刻准备着释放出去。抗体通过与病菌和过敏原结合达到中和的目的。它们还可以帮助 T 淋巴细胞及其他免疫细胞识别入侵者。以下我们将会介绍 5 种不同的抗体，它们分别扮演着不同的角色。

1. IgM：这是 B 淋巴细胞用于回应入侵的病菌而产生的抗体。它与过敏几乎没有关系。

2. IgG：这是血液中存在最普遍的抗体。它的产生过程需要花费较长的时间。但是在 IgM 抗体用完之后，IgG 会继续清理病菌的工作。针对过去某种特定感染的 IgG 抗体会在血液中不断循环。据推测，IgG 抗体可能在慢性过敏反应中起主要作用。

3. IgA：这类抗体在血液中循环，在对抗病菌的过程中与 IgM 和 IgG 发挥相似的作用。它附着于鼻、口腔、肺及胃肠道的黏膜中，是病菌企图入侵时的第一道防线。母乳中含有较高水平的 IgA 抗体。

4. IgD：研究人员尚不清楚 IgD 抗体的作用，它在人体中的水平非常低。

5. IgE：最后也是最重要的，IgE 抗体是过敏患者的灾星。健康人的血液中，几乎检测不到 IgE，但是有过敏和寄生虫感染的人群，血液中的 IgE 抗体水平则大幅提升。这是因为，当过敏原入侵身体组织并发生过敏反应时，IgE 抗体就会和过敏原结合。你也会在未来的章节中逐步熟悉并了解 IgE。

过敏中的免疫系统

现在，你对免疫系统如何工作已经有了基本了解，它是不是很神奇？下一步，我们来具体说一说过敏人群的免疫系统。我们保证，这会非常有趣。

有关过敏反应的细节

当一个人第一次接触到过敏原时，树突细胞会把过敏原迁移至离 T 淋巴细胞最近的淋巴结中，而任何不会导致这个人过敏的物质都会被忽略和丢弃。但是，如果淋巴细胞把这些物质识别为过敏原，那么一连串复杂的免疫活动就会导致过敏反应。

首先，T 淋巴细胞中的 Th2 细胞通过淋巴结肿大的方式对过敏原作出反应。可能你已经忘记了，Th2 淋巴细胞最主要的作用就是规划免疫系统在遇到过敏原时的免疫反应。这一过程主要通过分泌细胞因子来激活 B 淋巴细胞产生 IgE 抗体实现。最终在下一次，待这些特异性过敏原再次进入体内时，身体便能作出反应。这种细胞因子介导的激活反应遍及全身，B 淋巴细胞会预先准备好 IgE 抗体，随时释放。而细胞因子的作用也不仅仅如此，它们时刻准备着通过组织肥大细胞、嗜碱性粒细胞和其他存在于身体组织和黏膜中的固有免疫细胞对特异性过敏原作出反应。

我们再来看一看过敏原。IgE 抗体首先会识别出过敏原，再与其结合在一起。然后，固有免疫细胞会通过以下两种方式对抗体／过敏原复合物作出回应：释放各种化学物质（组胺、酸和酶）引起周围组织肿胀、瘙痒，受到刺激；释放更多的细胞因子，通过它们吸引更多对过敏作出反应的免疫细胞来到这个区域。当 T 淋巴细胞和 B 淋巴细胞接收到危险信号，身体便会根据各人的情况，呈现出不同程度的过敏反应。组胺也会激活该区域的感觉神经细胞，从而提醒大脑过敏原的存在，并引发我们打喷嚏。

你感受到的过敏反应是如何转化而来的呢？可以把主要的责任归咎于组胺。这种化学物质会在其释放的区域刺激身体组织。比如，在鼻子，它会引起鼻黏膜肿胀，增加黏液分泌，让人感到无比瘙痒。而细胞因子中化学物质的存在加剧了这种情况。对于我们这些患有哮喘的人来说，在肺气道也发生了相同的情况：出现肿胀和过多的黏液。我们不会感到瘙痒，相反，却会因为气道周围的肌肉收缩和挤压而感到呼吸不畅（喘息）。那么，皮肤又是一种怎样的情况呢？它大体上也有相同的表现：发红、轻微肿胀、荨麻疹、其他皮疹，甚至整个身体肿胀。对于食物过敏，则首先反应在肠道黏膜，可能表现为疼痛、腹胀和腹泻。

不论这些反应从哪里开始，免疫应答能够经血液扩散，从而触发整个身体的过敏反应。当许多免疫细胞同时释放出 IgE 抗体、组胺和细胞因子，就会导致血管扩张，血压下降，使得部分严重过敏患者发生过敏性休克。

加剧过敏反应的慢性因素

对于非过敏人群来说，一个健康的免疫系统自身能够达到完美的平衡。尤其是在过敏分支保持平静时，免疫系统能够很好地发挥自己的作用来对抗细菌、预防癌症及抑制慢性疾病。反之，对于患有过敏性疾病的人群，只要身体暴露于过敏原中，免疫系统的过敏分支便会持续作出反应。由于免疫系统把所有的能量都用于对抗过敏，余下的部分就会受到抑制。除此之外，免疫细胞过度产生和细胞因子的化学物质持续释放也将导致整个身体持续不断地发炎。所以，慢性疾病并不仅仅是有些烦人，还可能会影响到终身健康。现在，我们首先来介绍一下有关免疫系统失衡的一些关键词，这些术语将贯穿于本书中。

Th1/Th2 **失衡**。这一术语主要描述免疫系统如何不断地向 Th2 细胞方向移动（即过敏分支）。Th2 免疫细胞实际上是抑制 Th1 细胞的（即对抗病菌分支）。换言之，那些患有慢性过敏性疾病的人，Th1 细胞的功能就相对较弱，感染发生时也更敏感。而这些患者随着年龄的增长会表现出更多的问题。纵观全书，你会发现，我们一直强调找出并清除所有可能的过敏原，采取自然的方式来保持 Th1 和 Th2 系统的平衡。

持续的类别转换。类别转换，指的是 B 淋巴细胞产生的抗体从一种类别转换为另一种类别的能力。正如第 14 页提到的，B 淋巴细胞能够产生 5 种不同的抗体：IgA、IgD、IgE、IgM、IgG。当一个人在对抗感染时，B 淋巴细胞就会转换为产生 IgM 和 IgG 类抗体。如果是过敏，则转换为产生 IgE 类抗体。慢性过敏性疾病患者这一持续的 IgE 类别转换过程，最终会增加未来患过敏性疾病的概率，并加剧过敏带来的长期影响。

炎症。这一术语主要用来解释免疫细胞分泌的细胞因子、酸和酶带来的刺激性影响。免疫系统的炎症反应不仅通过过敏来体现，受伤、感染、慢性疾病、不健康的饮食和生活方式都会让免疫系统产生炎症反应，引起身体组织的慢性损耗。因此，为了长远的健康着想，消除过敏性疾病，并采取其他措施来减少身体炎症就显得至关重要。

自身免疫性疾病。是指人体的免疫系统攻击自身正常细胞的慢性疾病。糖尿病、多发性硬化症和红斑狼疮就是这样的例子——免疫系统会转向攻击自身某些特定器官。而过敏中的免疫系统的慢性失衡，也增加了免疫系统最终通过自身免疫的方式对抗人体自身的概率。

肠-脑连接。这一理论用于解释为什么慢性过敏能够影响神经系统的健康。我们的肠道系统被具有调节肠功能的神经细胞和神经中枢包围。肠道过敏的刺激与炎症会直接干扰神经中枢，继而将这种炎症传给中枢神经系统——大脑。因此，解决食物过敏和敏感就成为长期保持神经系统健康的关键。

拥有一个健康的身体和免疫系统的秘诀就是——保持免疫系统平衡。也就是说，免疫系统的平衡不仅是靠药物来减轻症状，药物只是最简单的方式。我们将会展示一些其他的方式（技能）来帮助你保持免疫系统其他分支的平衡，以便过敏分支能够休息，而你也不必再吃太多的药。西尔斯医生把这种医疗保健模式称之为：药物与技能（pills and skills），我们也将会在后续提及。

为什么过敏性疾病呈上升趋势？

　　为什么过敏性疾病变得越来越普遍？最初导致某人对某物过敏的原因又是什么？为什么只有一部分人对一部分物质过敏，而其他人不会？这些有趣的问题，如果我们都知道答案，那么这本书可能就会变得言简意赅。我们当然知道过敏怎么发生、如何检测及如何治疗，但我们不知道的是，为什么有些人的免疫系统过于敏感。我们会提出几个理论进行探讨，但结果还不确定。

　　我们知道遗传学在过敏性疾病中扮演着重要的角色，过敏可能是由于遗传基因所致。但在最初的时候，是什么导致了这一基因风险呢？这里有一些假设：

环境毒素

　　过敏之所以变得很普遍的一大原因就是环境毒素，比如杀虫剂、塑料、重金属及其他污染物。大量的研究表明，这些化学物质与过敏性疾病息息相关，特别是哮喘。这些毒素将免疫系统推向 Th2 一边，致使炎症加重，也使得身体更容易过敏。总的来说，这不是因为我们对这些毒素特别敏感，而是这些毒素使得 Th2 淋巴细胞对常见过敏原的反应超出了应有的正常范围。此外，毒素还会损害身体的排毒机制，使两代人（我们和孩子）都无法清除身体中那些最初诱发健康问题的毒素。

转基因食品

我们种植的许多作物，特别是玉米、大豆和小麦采取了转基因或是杂交的方式来对抗虫害、提高产量。不幸的是，这些食物中看似很小的基因改变，就足以让我们的免疫系统将这些蛋白质看作外来入侵者而不再是食物。目前，美国市面上的大豆大多数都是转基因的，大豆也作为添加剂用于其他食物中。另外，一些粮食作物间的杂交，也加大了过敏的风险。比如，玉米就嫁接了花生的基因来达到增产的目的。生活中的很多食物都会用玉米糖浆作为甜味剂，这就意味着孩子们在幼年时候就已经无形中接触到了转基因花生。在近几十年，小麦作为美国人最主要的粮食，也已经因为杂交而发生了巨大的改变。小麦原有形式的改变，也致使许多人产生了不必要的过敏和代谢反应。我们的免疫系统更有可能对这些转基因食物过敏。目前，很多国家已经开始禁止转基因食品，但美国并没有。食物过敏及过敏性疾病仍然呈上升趋势。

政策和金钱也与转基因食物密不可分。美国一些主要的食品生产商为食物过敏研究提供了大量的资金，与此同时，一些组织也向家庭提供有关食物过敏的相关信息。这样的公司和团体忽视了转基因食品与过敏之间的联系。生产商也在努力阻止在食品上标注"转基因食品"的法案生成。近几年一个类似的法案在加州获得了很低的投票率，原因是（据称）会增加食品的生产成本。

然而，趋势正在转变。美国一些州正在努力改变食品标签法案。

2017 年，美国 30% 的食品是非转基因食品。一家天然食品制造商——现代食品（NOW Foods）也承诺其整个生产线上 170 余种食品都为非转基因食品，其他的天然食品公司也在追随这一脚步。

气候变化

很有趣的一件事情是，我们通常都会把所有的责任归咎于全球变暖。二氧化碳排放量的增加，确实与过敏有所关联。一篇《今日美国》（2013 年 5 月 31 日）的报道也强调了这种联系背后的科学性。报道指出，二氧化碳的增加，在促使植物生长的同时，产生了更多的花粉，也意味着更多的过敏。

抗生素暴露

众所周知，抗生素能够杀死我们肠道中的健康细菌（也称之为肠道菌群或益生菌）。这些细菌在调节肠道免疫系统中起着重要作用。早期接触抗生素会增加患过敏性疾病的风险。比如：很多母亲在分娩及早期母乳喂养过程中接受了抗生素治疗，这些抗生素可能会干扰孩子自身菌群的发育。如果婴儿时期经历了一些抗生素疗程，孩子可能就要为将来患有过敏性疾病做好准备。此外，抗生素还用于牛及其他产奶的动物，当我们食用乳制品的时候，也会对肠道菌群造成影响。甚至，即使只是使用了含抗生素的肥皂，也会增加过敏的风险。

卫生条件

相信大家都听过一个理论，我们的免疫系统需要适度的锻炼，才能保持健康和平衡。适当地暴露于病菌环境中，有利于更好地打造免疫系统。暴露于某些过敏原中，比如宠物，将有助于免疫系统的过敏分支习惯并适应它们。但现实的情况是，父母更倾向于让孩子免受所有病菌的威胁，特别是第一次做父母的我们。我们不让孩子在地板上爬，在户外玩，或者在公共场合触摸任何东西。我们时刻准备着消毒湿巾，以便发生这些情况的时候能及时擦拭。当我们试着让孩子始终保持干净，给他们过度的庇护时，或许不是在"保护"他们，而是在伤害他们的免疫系统。

虽然研究还没有结论，但这个理论可以听一听。它建议我们让婴儿适当地暴露于存在病菌和过敏原的环境中，而不是让他们生活在无菌环境中。当然，你不需要让孩子刻意地去接触病人（医生的诊所、药店柜台）携带的病菌。相反，孩子们需要适度地接触一些污垢和病菌，这样免疫系统才能学会平衡。

在我们家，目前唯一坚持的一件事就是让我们的孩子在吃晚饭前洗手，而早饭和午饭前不用洗手。

表观遗传学

表观遗传学是指在不改变 DNA 序列的前提下，研究我们基因表达的变化。实际上，生活方式、营养状况、压力、药物、疾病及环境毒素都会引起我们基因表达的变化，而这种变化会遗传给后代。关于过敏，我们知道，如果父母一方患有过敏性疾病，那么孩子会有一定的概率过敏。假如父母双方都过敏，他们的孩子可能注定要遭受同样的命运。这些孩子出生时，其免疫系统的过敏分支已经跃跃欲试，这仅仅是因为他们控制免疫系统过敏分支的基因在表观遗传上发生了变化。

甲基化异常

甲基化是一种启动和关闭基因表达的细胞演化过程。一些理论认为，甲基化功能异常是导致表观遗传改变的一个原因。甲基化也是我们代谢毒素不可或缺的一个部分，如果甲基化异常，毒素会对免疫系统造成更大的伤害。因此，目前一些结合医学医生开始针对甲基化问题开展治疗，看是否有利于解决其他的医学问题，比如过敏。在第 343 页，我们给出了一些帮助你提升甲基化功能的方法，以便让基因更好地发挥作用。

在具有遗传风险的家庭中，过敏是否可以预防？

想要克服遗传带来的过敏倾向并不容易，但是你可以通过一些措施来降低孩子获得遗传性疾病的风险。首先，保持肠胃系统健康是关键。健康的饮食和生活方式也很重要。尽可能采取一种绿色、有机的生活方式，也会有所帮助。本书的最后一章将会逐步介绍预防和治疗过敏性疾病的方法。我们希望在未来的几十年，通过不断学习，家长能够有效地减少孩子的遗传性过敏问题。

鉴于过敏与强大的遗传因素有关，具有过敏史的家庭就面临着一个巨大的挑战——是否让家中的婴幼儿避免接触过敏原？遗憾的是，不同的研究之间存在矛盾。一些研究表明，在某种特定过敏原中长大的孩子反而不太可能对该过敏原有过敏反应，因为孩子们在成长过程中适应了这种过敏原。比如：饲养宠物或者在农场长大的孩子就较少过敏。在怀孕期间吃了某些高致敏食物的女性，所生的孩子反而不太可能会对这些食物过敏。但常识却告诉我们，具有过敏史的家族，应该避免在怀孕和宝宝出生后的早期接触过敏原，以便减少长期暴露在过敏原中带来的有害影响，同时降低孩子发展成过敏的概率。研究到目前还没有定论，但趋势似乎正在转向允许婴儿和儿童适当接触家庭中的过敏原，以便对这些过敏原产生耐受性。完全回避家庭中的过敏原也许并不是一个正确的选择。我们相信，持续不断的研究将会在未来给出更好的答案。在本书中，我们也将对一些特定的过敏原提出预防建议。

第 2 章
————

过敏原检测

过敏原检测在追踪过敏性疾病的来源方面非常有用。我们将会对本书中每一种过敏性疾病提供较为详细的指导，说明何时、如何进行过敏原检测（以及何时不需要）。现在，我们将提供一个简短的概述，方便你在阅读时更好地理解。

过敏原皮肤检测

这是过敏原检测中最传统和常见的方法。儿科医生和家庭医生很少提供这种检测，通常需要测试者去过敏专科医生那里。这项检测更专业的名称为：经皮（经由皮肤的）检测，但我们通常称之为皮肤点刺试验或针刺试验，适用于任何年龄。

皮肤检测的步骤（过程）

首先，准备好含有特定过敏原的试液。将一滴溶液滴于后背上半部的皮肤表面或前臂的内侧。通过点刺针或者其他尖锐的设备轻轻刺入皮肤的表层（以不出血为度）。这一过程是将过敏原注入人体，使得任何对该过敏原有特异反应的 IgE 抗体或固有免疫细胞释放组胺。这种组胺带来的反应，会使得皮肤肿胀发红。经过 15 ～ 20 分钟之后，就可以通过皮肤的状态测量出（以毫米为单位）过敏的严重程度。皮肤反应越大，意味着过敏越严重。如果皮肤没有反应，则考虑测试者对该过敏原不过敏。

一种皮肤检测溶液几乎能检测所有的过敏原，包括许多食物、动物、花粉、植物、霉菌、灰尘、昆虫毒液和青霉素。溶液在皮肤上排成一行，相距约 2.5 厘米进行标记，便于观察记录。

两种对照试验（即组胺溶液和生理盐水）也须同时进行。首先，组胺溶液的试验，需要确保测试者的皮肤对组胺呈阳性反应（几乎每个人对组胺都会产生皮肤过敏反应）。这将有助于证实皮肤检测程序在测试者身上是有效的。生理盐水皮肤试验（应该没有人会对此产生过敏反应），也应该作为基准测试，以便查看测试者的阴性反应。

如果一个人强烈怀疑对某种过敏原过敏，但普通的皮肤检测却未呈现反应，可以采取一种更专业的形式——皮内注射试验。相比普通皮肤检测，皮内试验将过敏原溶液更深入地注入皮肤内，也就更容易产生反应，但这也可能引发严重的过敏反应。所以只有在必要时，我们才采用这个方法。

美国使用的过敏原检测溶液包括过敏原、生理盐水、甘油及一些电解质，其中不含任何有害的化学物质和异常成分。而检测溶液实际上与脱敏针（也称为免疫疗法）的试液是相同的产品。关于这类产品的具体细节参见第 298 页。

皮肤检测的不良反应

皮肤检测几乎没有痛感。但是这个过程对孩子来说是可怕的。开始之前，孩子能否很好地配合也是必须考虑的因素。过敏反应呈阳性会让你或孩子觉得像被蚊子叮咬了一样，感到轻微发痒，这个过程可能持续 1～2 天。在皮肤点刺试验中，危及生命的过敏反应极为少见。但以防万一，必要的紧急医疗设备需要预先准备好。目前正在经历喘息的哮喘患者应该等症状稳定再进行皮肤检测，避免因过敏反应导致情况恶化。

检测前避免使用过敏药物

过敏专科医生会提供一个细致的指导方案，说明检测前应该避免什么。通常，在检测前的一周，应该避免使用抗组胺类药物。检测当天，应该避免一些抗酸剂（H2 受体阻滞剂）。口服类固醇通常不影响检测结果，而高浓度的类固醇药膏会抑制检测结果，应该提前 3 周开始避免在皮肤检测范围内使用。

皮肤检测的准确性

皮肤检测是比较准确的。当一个人对某些东西过敏，皮肤检测结果通常都是呈阳性，反之则呈阴性。但是，从另一方面来说，皮肤检测的结果呈阳性，不一定意味着此人在遇到过敏原的时候会表现出明显的过敏症状。这可能是因为皮肤检测在测试的区域触发了组胺反应，但这个人暴露在此过敏原中时，却没有反应。比如，8% 的美国人在皮肤检测中显示对花生过敏，但是只有 1% 的人在现实生活中真的对花生过敏。我们目前还不知道为什么会有这种现象。如果你在吃了花生之后有过敏反应，那么检测结果可能呈阳性。但是如果你在吃了数次花生之后，并没有明显的过敏反应，皮肤检测的结果可以不作为是否过敏的参考。也就是说，皮肤检测的结果必须与我们日常生活中表现出的症状相关联。过敏专科医生在解释皮肤检测结果的时候，也会同时考虑这两方面。

值得注意的一点是，针对食物的皮肤检测只对确定食物过敏有价值，对于食物敏感引起的行为异常、肠道不适（比如便秘或者消化问题），或诱发的自身免疫反应和免疫抑制没有参考价值。在实践过程中，我们通常提及的一个典型例子是这样的：当一个孩子有慢性耳部感染、肠道不适、多动症或脾气暴躁，或者以上所有症状都出现，这个孩子的皮肤检测结果可能不会显示对牛奶过敏，因为孩子确实在生活中不过敏。但是，当我们把乳制品从孩子的日常生活中清除，孩子的呼吸道、肠道和神经系统都会得到改善。

年龄也是影响皮肤和血液过敏原检测准确度的一个因素。与年龄大的孩子和成年人相比，在生命的头两年，这些检测不太可能呈现阳性（过敏）结果。必要的时候，婴儿也可以进行这些检测。但是，阴性（不过敏）结果不能帮助我们完全排除过敏的可能性。

过敏原血液检测

随着科学技术不断发展，能够提供更全面、更准确的检测结果，过敏原血液检测变得越来越受欢迎。任何医生都可以为患者预约血液检测，许多儿科医生和家庭医生都可以运用这项检测，不再需要把病人转给过敏专科医生。几乎所有可以通过皮肤检测评估的过敏原项目，都可以通过血液检测来判断。血液检测的另一个优点是，检测的过程只需要刺破皮肤一次进行采血。但是，对于一些孩子来说，血液检测比在背部进行的刺痛感更轻微的皮肤检测更可怕。血液检测的准确度要稍微差一些，因为和皮肤检测相比，过敏原在血液检测中不太容易呈现阳性结果。但是，一旦检测结果显示为阳性，那就是准确可靠的。结果将会以 1 ~ 6 的等级划分，6 表示严重过敏。

过敏原血液检测可以通过 IgE 血液检测或 IgG 血液检测进行，将在下文中详述。

过敏原 IgE 血液检测

　　过敏原血液检测最主流的方法是通过衡量 IgE 在各类过敏原中的水平（含量）来实现的。正如你在第 1 章了解的，过敏患者的血液中不断循环着针对过敏的 IgE 抗体。医生可以提供以下两组基本检测：第一是食物组，主要检测大多数常见的致敏食物，比如鸡蛋、牛奶、小麦、树生坚果、花生、鱼和大豆。除此之外，其他的食物也可以加入其中进行检测；第二是吸入组，主要检测空气中的过敏原，如花粉（来自植物和树木）、动物毛屑、灰尘、霉菌和环境中存在的其他过敏原。吸入组的检测是具有地域特点的，即检测的主要对象为该国家 / 地区比较常见和为人熟知的过敏原。蟑螂也会引发过敏，血液检测可以为那些生活或工作在该环境中的人保驾护航。医生通常会同时检测以上两组，以便有效评估是否过敏。通常，我们首先会对患者进行血液检测，如果找不到过敏原，会将患者转给过敏专科医生进行皮肤检测。

食物敏感 IgG 血液检测

　　除了衡量 IgE 的水平，越来越多的结合医学医生也通过血液检测来衡量大量食物中的 IgG 水平。IgG 是 B 淋巴细胞产生的、用于抵抗感染的一种免疫球蛋白。然而，这些细胞也会对血液中一切外来物质都产生 IgG。体内存在针对食物的 IgG 抗体，就意味着免疫系统也会对食物产生反应。

　　目前，我们还不知道这种免疫反应的意义。关于 IgG 食物检测的研究也比较少，美国食品药品监督管理局（FDA）和大多数医疗机构并不认为 IgG 反应能够有效地说明这些食物会引发问题。但很多替代医学的实践者却认为：对食物产生高水平的 IgG 抗体，意味着一个人对这些食物敏感。

这些检测结果通常作为指导原则，帮助患者通过排除饮食法来修复肠道和免疫系统，改善各种慢性疾病症状。比如：疲劳、头痛、注意力不集中、多动症、复发性疾病和神经发育障碍。一些研究表明，通过 IgG 检测的结果来清除致敏食物对偏头痛有一定的效果。但很少有研究表明，该检测对其他健康问题有效，其中包括过敏性疾病。一些实验室还一同检测 IgM、IgA 和 IgG，用以衡量整个免疫系统对食物的反应。但是，目前还没有证据显示，这种三管齐下的方法可以增加检测的准确性和有效性。

接下来，有很多重要的 IgG/ 食物不耐受理论知识点需要我们理解和学习：

IgG/ 食物不耐受理论认为，食物中 IgG 的慢性增长会不断刺激免疫系统，导致发生炎症反应。免疫系统忙于应付这些食物，以至于系统的其他分支机能失调或被抑制。理论上来说，只要从日常生活中清除这些食物，就能使免疫系统平静下来，减少身体的炎症反应。

我们还不知道为什么有些人是以这样的方式对食物作出反应。从标准的 IgE 理论来看，过敏来自基因遗传，但我们不知道对于有 IgG 反应的人来说，这一理论是否适用。一些理论认为，一部分人之所以会有反应是因为大量进食了某种食物。而其他理论认为，这是因为这部分人天生就对某种食物很敏感，即使只是少量食用也会出现反应。再者，还有人认为肠漏症能够更好地解释为什么会有这样的 IgG 反应。

肠漏症是医学上一个新兴的概念，也许部分解释了这种敏感性。用医学术语来说，叫作肠道通透性增加。肠黏膜由紧密排列的细胞组成，用以消化吸收营养物质，并将氨基酸、糖、脂肪、维生素和矿物质传递到血液中以备身体的其他器官使用。绝大多数的黏膜是不可渗透的，但不幸的是，肠道刺激（来自致敏食物、感染、不健康的会引发炎症的食物和其他因素）引起肠细胞彼此之间的链接不再紧密，在它们中间产生了一些空间，导致任何东西都可以"泄漏"。这就意味着大分子蛋白质能够从尚未完全消化的食物中泄漏到血液中，而免疫系统也将这些大分子蛋白质识别为外来入侵物，并对其产生 IgG 免疫应答，这就是食物敏感 IgG 检测中衡量的内容。

从理论上来说，IgG 检测显示多种食物敏感（20 种或更多）的患者，极有可能患有肠漏症——许多未完全消化的食物蛋白质泄漏到了血液中。这个过程是一个恶性循环：这些食物引发免疫系统异常，加剧了肠道刺激，使肠漏症变得更严重。相比那些 IgE 检测食物过敏是遗传基因所致的人来说，IgG 检测食物敏感的人对这些食物可能不是天生敏感，相反，是因为肠漏症而产生了敏感。这种现象将会持续下去，除非肠道得到了修复，大分子蛋白质不再泄漏，并且免疫系统平静下来。

对于那些在食物敏感 IgG 检测中，只对几种食物有反应的人，我们通常认为他们没有肠漏症。之所以有反应，是因为这几种食物可能会刺激免疫系统，使得慢性症状显现出来，但肠道本身的状态是良好的。

我们相信，把出现 IgG 反应的食物从日常饮食中去除几个月，将有助于免疫系统和肠道修复，特别是检测结果中如果存在多种反应性食物的时候。其他一些改善肠道的措施，包括抗炎饮食和修复肠道的补充剂（参见第 14 章）也可以帮助治疗肠漏症，并减少由于食物刺激引起的免疫反应。

我们认为这个复杂的理论是有价值的，但是目前还没有足够的研究来证实这一点。尽管如此，修复泄漏的肠道依旧是治疗身体炎症、多种食物过敏和敏感，以及其他过敏性疾病最重要的一步。在第 14 章，我们会详细说明如何才能实现这些目标。

作为一名结合医学实践者，我对许多患者都进行了 IgG 食物检测。在某些病例中，我发现清除有反应的食物有助于改善健康。但必须承认，目前缺乏对这些检测成功率的充分研究。这些检测还有另一个缺点——成本太高。在美国需要花费 100～600 美金，甚至更多，而医疗保险通常不赔付。因此，在本书中，我们也会讨论哪些情况下才需要考虑 IgG 食物检测。

最后，关于 IgG 食物检测的温馨提示：如果你决定要做检测，必须在去除有反应的食物之前检测。在日常的饮食中去除这些食物几周后，IgG 检测就有可能显示对这些食物不敏感，导致检测结果无效。

皮肤与血液检测结合

过敏原皮肤和血液检测经常会产生不同的结果，特别是对 4 岁以下的孩子。一种方法可能显示不过敏，另一种则会显示过敏。如果在基于一种检测方法来消除过敏的过程中，过敏症状并没有改善，那么请考虑用另一种方法检测，以便发现更多可能存在的过敏原。

其他过敏原检测技术

针对过敏，肌力检测已经成了最受欢迎的替代医学检测方法，我们的一些家庭成员已经有所尝试。我们是非常开明的医生，在临床实践中会选用很多替代医学方法，但不会改变或者否认我们接受的主流医学教育。

肌力检测的过程是将疑似的过敏物质置于患者手中，然后向下推动手臂。假如患者对此过敏或者敏感，那么手臂就会变得没有力量。我们还可以将过敏原置于胸部或腹部，通过测试手臂力量来完成这项检测。这种检测还有一种方式是通过衡量患者在接触疑似过敏原时，穿过身体的电脉冲来确定是否过敏。

看起来是不是有一点疯狂？然而，已经有成百上千的成年患者告诉我们，这种方法帮助他们准确地找出了过敏原。我们的诊所也有很多患有肠痉挛和食物过敏的婴儿及儿童，在替代医学实践者的帮助下，用这个方法得到了改善。这样看起来，这个方法似乎是有效的。但是，如果能有医学同仁，至少一个也好，通过医学研究验证，那么，对患者和我们都是一个巨大的帮助。

肌力检测的一种拓展方式称为纳氏脱敏疗法（NAET），其目标是彻底消除过敏——使身体不再对该物质过敏。NAET 是由戴维·纳姆布德里帕德博士——一名接受过针灸和整脊疗法培训的医生提出的。它通过结合人体运动学、针灸、指压法及整脊疗法来消除过敏。目前，很少有医学研究支持 NAET，而且几乎每一个美国主流的医学协会都对此持怀疑态度。而我自己，还未尝试以此来治疗过敏，但也充满了好奇，想了解更多。如果有机会尝试，我会在 DrBobsDaily.com 上告知大家。

没有任何一种过敏原检测方法是完全可靠的，因此，检测的结果不应该作为判断过敏的根本依据。判断过敏最准确的指标是观察一个人对疑似过敏原的反应。检测在许多情况下是很有用的工具，我们会对如何使用和理解皮肤检测结果提出建议，帮助你更深入地了解本书讨论的过敏性疾病。

第 3 章

———

鼻过敏和眼部过敏

鼻过敏是最常见的过敏性疾病，影响着大约 20% 的美国人，医学术语叫作过敏性鼻炎。在此，我们会简单地称之为鼻过敏。这种过敏性疾病可以发生在任何年龄段，10 岁左右开始比较常见。

眼部过敏常常伴随着鼻过敏。当然，也有一些人仅仅是眼部过敏，这两种过敏性疾病的成因和治疗相似。在这一章，我们会更多地探讨鼻过敏。在本章的最后，也会为那些仅有眼部症状的人介绍相关知识。

我从初中开始被鼻过敏困扰。我会在口袋里塞满纸巾，以便在学校的时候随时都能够擤鼻涕。这样的状态每天都在重复，持续了很多年。某些季节会比其他季节有所好转，让我能够偶尔享受一下不过敏的生活。但是，在鼻过敏爆发的季节我会非常悲惨。我没有吃任何抗过敏的药物，当然也从来没有向父母求助过。这一切发生的时候，我总是在默默地承受。

通过过敏原皮肤检测，我发现自己对灰尘严重过敏，对霉菌轻微过敏，对一些花粉也过敏。如今，我每年还是偶尔有几天会产生过敏反应，但已经变得越来越少，时间间隔也越来越长。而这一切最大的功臣就是：在家中和诊所做好防尘工作。遵循第 14 章的一些抗过敏营养方面的建议也有所帮助。我也尝试了一些天然的过敏补充剂（包括针对灰尘和花粉过敏的顺势疗法口腔喷雾剂和槲皮素），效果很好。到目前为止，一年中大概只有 10 天（随机），我需要使用抗过敏的药物。虽然还是会每天打几个喷嚏，但是我已经不再像过去那样感到鼻痒、持续流鼻涕和打喷嚏了。在撰写这本书的过程中，我花费了整整一下午来整理一些旧的报纸和书籍。以往每隔几分钟就会打一个喷嚏，而那天令人惊奇的是，我没有打喷嚏或者流鼻涕。这样看来，假如我改变自己的生活习惯和营养摄入，就能最大程度地减少灰尘过敏的症状。希望通过我的故事，能够激励正在受鼻过敏困扰的你们。现在，让我们一起来解决你和家人的鼻过敏问题。

细说鼻过敏时的免疫系统

还记得第 1 章讲到的奇妙的免疫学吗？我们知道你希望了解更多，所以接下来将会解释，患有鼻过敏的人鼻腔中到底发生了什么。

一开始，过敏原颗粒，比如一点花粉或者灰尘进入鼻子（更准确地说，是数以百计的颗粒同时进入）并附着在鼻黏膜上。这时，由免疫系统组织的 IgE 抗体会对接触过的过敏原作出反应。接下来，被激活的 IgE 抗体附着于附近的肥大细胞上，使其释放出组胺和其他化学物质。这些化学物质会导致黏膜肿胀，促进更多的黏液分泌，刺激鼻腔内血管渗出液体。同时，鼻腔内的感觉神经也被组胺激活，人就会打喷嚏。更多的白细胞，比如嗜酸性粒细胞也会被吸引过来，分泌更多具有炎症性的化学物质。最终导致了鼻痒、打喷嚏、流鼻涕和鼻塞，只要过敏原一直进入鼻子，这个过程将会持续下去。

如何判断你和孩子是不是鼻过敏？

鼻过敏症状通常很容易观察到：最明显的特征就是持续的鼻痒、流鼻涕和反复打喷嚏。时间点也是一个线索：比如你原先以为是普通的感冒，但症状持续超过了预期的时间（几周）；还有症状在大风天偶尔出现，但并不至于演变成疾病；或在一年中某些特定季节可预见的症状爆发。但是，也有一些症状看起来不那么明显。以下是一些鼻过敏的微妙线索：

- 过敏性折痕（当孩子在搓揉鼻子时，鼻尖上方有一条水平线，皮肤发生了折叠）
- 鼻子周围的区域感到瘙痒（包括下颚、耳朵、眼睛）
- 未生病的情况下感到鼻塞和耳塞
- 流清鼻涕（与生病时的脓鼻涕不同）
- 未生病的情况下，有慢性的喉咙痛和／或咳嗽
- 在某些地点会有症状显现出来（在家有症状，在学校没有，反之亦然。或者只有晚上在卧室睡觉的时候才会有症状）
- 慢性疲劳、头痛，或烦躁不安
- 患有复发性鼻窦炎或感冒久治不愈

简单来说，鼻过敏的症状是鼻痒、打喷嚏和流清鼻涕；而生病则是脓鼻涕、不通气和没有精神（意味着你的孩子感觉不舒服）。

来我们诊所的父母总是想知道，孩子的感冒和咳嗽症状是否是过敏。而我们的回答是，这是不是过敏没关系，至少在这一刻没关系。治疗这些症状最简单的方法是用非处方（OTC）的感冒或抗过敏药（或一些自然疗法）让孩子的症状得到缓解（参见第 49 页"鼻过敏的治疗"）。如果只是普通的感冒，那么症状在几周内就会消失。如果发展成为鼻窦感

染，会感到窦性头痛、有浓稠的鼻腔分泌物、面部疼痛和持续发烧。如果是过敏，症状可能会在 1 ~ 2 天内消失（可能是由于大量吸入花粉导致过敏），或者这些症状会持续数周甚至数月而没有发展至生病。

一个比较常见的误解是，医生通过检查就能确定孩子是过敏、普通感冒、鼻窦感染或其他。一些经典的医学教科书指出，不论是过敏还是普通的生病，医生不可能仅从一次诊断中就得出可靠的结论。只有通过观察这些症状的类型和持续时间，并检查身体，才可能提供最准确的指导。还有一些其他的原因也会导致慢性流鼻涕和鼻塞，你的医生可以通过身体检查来排除，这些原因包括鼻窦感染、腺体肥大、鼻内异物和鼻息肉。当这些原因都被排除，而症状也被证实是过敏，那么就是去探寻真正原因的时候了。

导致鼻过敏的原因

几乎任何过敏原都有可能触发鼻过敏，而其中的一些过敏原更容易引起鼻内的过敏反应。它们包括：

- 花粉
- 霉菌
- 灰尘
- 宠物
- 蟑螂
- 牛奶

以上 6 种物质中的一种或者多种更容易触发鼻过敏（同样也容易触发哮喘，我们将在第 4 章详细讨论）。其他一些原因也有可能触发鼻过敏，但是以上这些首先值得我们关注。我自己就是对灰尘过敏，其次是霉菌，以及一些季节性的花粉。而宠物、牛奶和蟑螂对我没有造成困扰。其实应该说，这 3 种物质没有"打扰"我的免疫系统；假如真的看到一只蟑螂穿过厨房，我会第一个跳上椅子尖叫。

是过敏吗？让药物来决定

判断一个人是过敏，还是感冒，通常最有效的方式就是尝试服用抗过敏药物 3 天。如果症状有所改善，那么就是过敏。接下来，可以停止服用药物并且开始调查原因（关于药物的选择，参见第 52 页）。

追踪鼻过敏

如果已经确定了你和孩子患有鼻过敏，那么应该从哪里开始找原因呢？这里有一个我们每天在诊所都会使用的循序渐进的方法。当然，首先要考虑孩子的年龄。

婴儿鼻过敏

传统的灰尘、霉菌和花粉引起的鼻过敏通常不会发生在婴儿时期。婴儿的免疫系统很少对这些过敏原敏感，因此这些过敏原通常不是导致婴儿过敏的主要原因。目前来看，导致婴儿鼻过敏的主要原因是——牛奶。当妈妈饮食中的牛奶蛋白通过母乳传递给宝宝，或者宝宝的喂养是基于含有牛奶的配方奶粉时，就可能发生鼻过敏的情况。在实践中，对牛奶敏感的婴儿除了鼻塞，往往还会有许多其他症状。如果过敏的状况严重，包括胃肠道问题、皮肤反应和其他呼吸道症状都会伴随鼻部症状而来。实际情况也是，这些"其他症状"比鼻部的症状更严重。但是，轻微的牛奶过敏可能只会引起鼻塞。我们会在第 7 章详细探讨牛奶过敏和敏感。这个问题值得及早注意，因为从日常生活中去除牛奶是解决婴儿过敏的第一步，也是最重要的一步。如果牛奶已经去除了几周，而结果没有得到改善，那么可以考虑大豆过敏。这是另一个比较常见的致敏原因，同样可以通过母乳或者配方奶传递给宝宝。

一定不要忘记考虑空气中的刺激物，如香水、有香味的身体乳、家居清洁产品和香烟的烟雾。我们实在无法告诉你有多少次我们发现是因为奶奶使用味道过浓的香水，导致了婴儿喘息和鼻塞。甚至一些面部的化妆品也会产生浓重的刺激性气味。

如果通过以上的这些改变，婴儿鼻部的症状依然存在，那么请考虑妈妈饮食中的其他食物或者婴儿配方奶粉的类型，以及家中的宠物。虽然灰尘过敏在小月龄不常见，但存在可能性。排除以上，假如你和医生还是不能找出原因，也许就应该考虑过敏原检测，特别是发生鼻过敏的同时，身体还伴有其他过敏症状。不论是做过敏原血液检测还是过敏原皮肤检测，都应该根据实际的情况决定。如果检测结果显示了相应的过敏原，应该把这些过敏原从婴儿的日常生活中清除。有关清除特定吸入性过敏原的说明，请看第 13 章。第 6 章也会对婴儿时期食物过敏的症状和过敏原检测进行详细介绍，并讨论特定食物过敏的问题。

然而，知道这一点很重要，过敏原检测中，婴儿的免疫系统并不是每一次都会对过敏作出相应反应。婴儿过敏原检测的结果对于真正过敏的物质有效，但无法排除那些结果为阴性却能引发过敏反应的物质。比如：婴儿可能会对猫皮屑过敏，但却有一个完全正常（不过敏）的检测结果。如果你从过敏原检测中没有得到任何答案，同时已经把牛奶从孩子的日常生活中去除，但情况没有改善，那么下一步应该是减少暴露于最常见的空气过敏原中，如灰尘、霉菌、花粉和宠物。尽可能使卧室保持无灰尘状态，检查家中可能存在霉菌的地方。最好让家中的宠物待在卧室外，对花粉要提前采取预防措施。在第 13 章，将会一一解释这些步骤。

幼儿 / 学龄前儿童鼻过敏

对于 1 ~ 4 岁的孩子来说，牛奶依旧是最常见的引起鼻过敏的原因，不含乳制品的日常饮食依旧是最理想的选择（参见第 158 页）。特别是对于那些已有慢性鼻部症状（鼻炎）并伴有复发性耳部及鼻窦感染的患者来说，这一点尤为重要。在我们的诊所，最常见的情景是一个 15 个月大的孩子，自从他一岁生日开始喝全脂牛奶后，就开始了慢性流鼻涕。这一类孩子都应该尝试从日常生活中去除乳制品一段时间以便观察是否有改善。超过一半的读者在阅读了本章的内容之后，作为“过敏大侦探”的工作可以结束了。但是其中一部分人还要持续地研究和排除家庭中和户外的过敏原。随着孩子年龄的增长，过敏原血液或皮肤检测的结果也会变得更准确，当通过症状无法有效判断时，过敏原检测对于这个年龄阶段的孩子也是一个选择。然而，你可能不必求助于过敏原检测，也能弄清楚导致孩子过敏的原因。在下一部分内容中，我们将向你展示如何才能成为一名成功的“过敏大侦探”。

是腺样体肿大吗？

腺样体是扁桃体的同义词，不同的是，它位于鼻子的后方而不是喉咙。腺样体可能会在学龄前和小学期间增大，从而导致慢性鼻塞。腺样体增大的主要信号就是鼻呼吸受阻，受到影响的孩子通常会通过嘴巴呼吸来解决这一问题。那些患有腺样体肿大的人可能认为自己有慢性过敏性疾病，浪费了数月甚至数年来探寻过敏，而事实上，他们不是过敏，只是身体结构性问题。腺样体肿大最常见的病因是复发性鼻窦感染，以及频繁的感冒。对于一部分人来说，腺样体肿大根本没有任何特别的原因。真正值得关注的是，腺样体肿大可以持续很多年，可能会变为慢性感染，并且成为鼻窦感染的根源。由此导致的慢性鼻塞、呼吸受阻和复发性鼻窦感染都会对儿童的健康造成很大伤害。腺样体处于鼻子的深处，普通的医生观察不到。但医生可以帮助你采取正确的应对措施，判断是否肿大还是需要通过 X 光或去耳鼻喉专家那里检查。

一些人的腺样体肿大可能是过敏所致。因此，如果过敏是罪魁祸首，那么只要对过敏进行有效的治疗和处理，情况就会得到缓解。正如我们在第 41 页提到的，如果一个孩子出现了多种鼻过敏的症状，特别是鼻痒、流鼻涕、打喷嚏和慢性鼻塞，就有可能是基于过敏而引起的腺样体肿大。反之，如果鼻塞是唯一的症状，没有其他明显的症状，如流清鼻涕、鼻痒和打喷嚏，有可能就不是过敏。

大孩子和成年人鼻过敏

随着年龄的增长，大概 10 岁左右，鼻过敏会变得更加常见。一部分孩子享受了没有过敏的童年，却突然随着年龄的增长及免疫系统的改变开始打喷嚏和流鼻涕。牛奶过敏在这个年龄阶段不太可能有进一步的影响，因为它在最初的几年就已经显现出来。这一规则同样适用于其他食物过敏。但是，如果你回想起这个问题最早源于儿童时期，那么在进一步研究之前，必须回避一段时间牛奶。

迟发性鼻过敏通常是由于环境触发而非食物。通过检测来探寻过敏原非常有价值。当然，过敏原检测之前你也可以自己排查，以下是一些排查方法：

全年症状：那些全年过敏的患者，通常对灰尘、蟑螂、动物或食物也过敏。

仅有夜间症状：假如你的孩子一整天看起来都毫无异样，只在夜间出现打喷嚏、鼻塞和咳嗽的症状，毫无疑问，孩子对于卧室中的某些东西过敏。卧室往往是家中最脏的地方，"某些东西"最有可能就是灰尘。做好卧室防尘工作，再观察孩子的症状是否得到缓解。同时，检查房间中是否有霉菌，霉菌也是引发这些症状的另一个可能性。假如家中的宠物狗不论白天或者夜晚都喜欢蜷缩在孩子的床上，孩子如果对此过敏，夜间的症状就会加重。尝试避免宠物进入卧室几周来观察症状是否有所改善。第 13 章会更详细地说明如何清除灰尘、霉菌和其他吸入性过敏原。

季节性症状：如果你的家人只是在特定的季节会出现过敏症状，一年中大部分时间十分健康，花粉过敏就是首要考虑的因素。树木的授粉主要发生在冬末初春，草生长于春末夏初，而种子出现于夏末初秋。孩子们只要对这些植物中的一种过敏，就会出现季节性的过敏症状。如果一个孩子对其中的两三种植物过敏，你会发现孩子持续数月都会有过敏反应，却在秋末、冬季和盛夏"突然好转"。虽然在户外想要完全避免花粉过敏不切实际，但在本书的第293页，你将发现一些实用的方法，帮助你在这样的季节尽可能减少孩子对于花粉的吸入量。某些霉菌也具有季节性这一特点，你必须要意识到这个问题（参见第286页）。

大风天：如果在大风天气，症状有所加重，花粉过敏就应该作为首要考虑的触发因素。尽可能做好防护工作会有所帮助。霉菌孢子也会在大风天随风飞舞。

雨天：霉菌在潮湿的环境下能够迅速地滋生。如果你在下雨天明显感觉到症状恶化，可能就需要立刻检查家中可能存在霉菌的地方。在第289页，可以查阅如何找到和清除霉菌的内容。

眼鼻都有过敏反应：除了鼻子的症状外，花粉过敏也会引起眼部症状。这种组合出现的症状意味着花粉过敏可能是主要的诱因，特别是双眼都有过敏反应，并且是季节性的情况下。

与学校相关的症状：孩子如果在家中一切正常，却抱怨回到学校就有过敏症状。那么过敏原很有可能就是教室内的宠物或附近正在盛放的花朵带来的花粉。对蟑螂过敏可能也是其中一个因素。这些孩子还可能对新建或者翻新的教室中使用的清洁剂或建筑材料中的化学物质比较敏感。出于医疗原因，可能需要更换教室。

与工作环境相关的症状：如果所有的症状只在工作时才出现，那么上述我们提到的因素都应该纳入考虑范围。在食品生产线、仓库或储藏室工作的人群，极有可能对蟑螂过敏，参见第 290 页。

暖气 / 空调管道：很多人对暖气 / 空调中带出来的灰尘和霉菌产生过敏反应。可以通过观察一天或一年中某些时刻使用暖气 / 空调系统时的症状来判定是否与此有关联。安装适合的过滤器并保持良好的管道卫生就可以解决这个问题（参见第 285 页）。

如果你和孩子属于上述提到的这些情况中的一种，只需要尽可能避免接触可疑的过敏原，情况就会有所改善。在第 13 章，你会得到更详细的指导以帮助自己和家人清除各式各样的吸入性过敏原。如果情况依旧没有得到缓解，过敏原检测就是下一步的选择。儿科医生会帮你决定血液检测是否是最佳选择，或寻求过敏专科医生进行皮肤检测。

鼻过敏的治疗

过敏治疗最重要的一步就是清除特定的过敏原。这对于你能够找到并去除的过敏原来说非常容易，比如某些特定的食物。但是许多人不能完全摆脱某种东西。灰尘遍布，花粉漫天飞舞，宠物也是家庭不可缺少

非过敏性鼻炎

不是所有的流鼻涕都是由于过敏或感冒引起的。还有一种情况叫作非过敏性鼻炎；特指不是典型的 IgE 介导的慢性流鼻涕这种过敏反应。因此，在假设孩子因为过敏而流鼻涕之前，请先考虑以下原因：

血管运动性鼻炎：这种情况下的流鼻涕主要是由于过敏原以外的环境因素和刺激物引起鼻血管扩张和黏液增多导致的。触发这一反应的因素包括温度或湿度的改变；暴露于刺激物周围，如香水、烟雾和清洁剂；还有游泳池中的氯化物、运动，甚至是情绪的变化。

味觉性鼻炎：这种流鼻涕主要是由于对辣的食物、热的食物及酒精产生的生理反应。

药物诱导性鼻炎：某些药物的副作用会引起流鼻涕，包括阿司匹林、布洛芬和其他类固醇类抗炎药、口服避孕药、降压药和心脏类药物。值得注意的是，使用非处方减充血剂的鼻喷剂超过 3～5 天可能会引起反弹效应。停药时，鼻塞实际上会变得更加严重。

激素性鼻炎：青春期、生理期、怀孕期和哺乳期的激素变化及甲状腺疾病都会诱发鼻部症状。怀孕期间血容量的增加使得鼻腔血流量激增、充血情况加剧。

相关工作风险：一些工作使得人们暴露于含刺激物质的空气中。这些职业包括：农民、家畜看护者、兽医、食品加工厂的工人、电子设备和实验室工作人员。

的成员。对于这些过敏原，最好的办法就是减少暴露于其中的时间。这些过敏原会通过自己的方式附着在我们的黏膜上并引发过敏反应。因此，定期治疗很有必要。甚至，一部分人可能需要长期治疗。选择一些安全有效的处方和非处方过敏药物，一些自然疗法也会有不错的效果。对于那些严重的、持续鼻过敏的患者，脱敏针会有帮助。当然，不要忘了为你和家人纳入适当的营养物质来预防过敏（参见第320页）。

家庭措施

正如我们在第19页"药物与技能"的模式中提及的，服用抗过敏药来治疗过敏很容易，但并不是长久之计。通过采取一些日常的措施来缓解鼻部症状看起来需要投入更多的技能（精力），却值得我们为此努力。

喷鼻：每天一次，甚至两次，通过生理盐水将花粉、灰尘、动物皮屑和其他的过敏原从鼻黏膜上冲洗出来，以降低过敏反应。用生理盐水瓶（任何药店都可以买到）轻轻地冲洗鼻子，但要注意冲洗的程度，高压生理盐水喷雾会刺激耳朵和鼻子。更有效、温和的是一种净水壶，在生理盐水冲洗鼻子的过程中不产生压力。对于不能忍受这些的孩子，采用低压、轻柔的生理盐水喷雾，紧接着擤一擤鼻涕，也能达到相似的效果。当我感到鼻过敏即将发作时，会快速地用生理盐水冲洗鼻子，而不需要服用任何药物。生理盐水很容易购买，也可以自制——将 1/4 小勺[①]的盐溶于 250 毫升的水中。

蒸汽清洁：对于十分抗拒生理盐水喷雾的孩子，通过蒸汽来清洁鼻腔也有帮助。在有蒸汽的浴室中停留 10 分钟，用鼻子呼吸数次和擤鼻涕来清除过敏原。年龄较大的孩子也可以用蒸脸器。

非处方抗组胺药

非处方抗组胺药是治疗过敏的核心。在我需要的日子里，它们能够有效地帮助我免遭过敏之苦，几乎不存在副作用。抗组胺药是通过与白细胞、血管内膜、黏液分泌细胞和感觉神经细胞上的 H1 受体结合而起作用。这些 H1 受体主要与组胺化学物质（释放于过敏反应初始阶段）结合，进一步激活过敏反应。抗组胺药通过与这些受体结合，使其在数小时或更长的时间都处于不活跃的状态。所以，当过敏原进入鼻子，局部的免疫细胞释放组胺时，组胺将不能通过结合该区域中的任何受体来产生过敏反应。这里有几种非处方抗组胺药物可供选择：

短效的有镇静作用的抗组胺药。苯海拉明（也称为苯那君）是一种对几乎任何过敏反应都能起显著作用的可靠药物。它是许多非处方感冒

---

① 1 小勺约为 5 毫升。

药和过敏制剂中的一种成分，有时与其他治疗感冒和咳嗽的药物成分混合在一起。在紧急情况下，使用苯海拉明是很好的选择。我们通常建议使用不含色素的配方（普通品牌即可）。苯海拉明可能会导致大多数人嗜睡和少数人亢奋，药效的持续时间为 4 ~ 6 小时，因此并不是常规使用的最佳选择。它对神经中枢具有较强的抑制作用，对于一岁以内的婴儿，服用之前请先征询医生建议。扑尔敏作为类似的药物也可以使用。

长效的非嗜睡抗组胺药。非索非那定（品牌名：艾来锭 Allegra）、西替利嗪（品牌名：仙特明 Zyrtec）和氯雷他定（品牌名：开瑞坦 Claritin）是最推荐的 3 种抗组胺药。它们属于长效药物（药效为 12 ~ 24 小时），并且不会导致嗜睡。当我需要抗组胺药时，通常会选择非索非那定。部分抗组胺药有滴剂或入口即化的片剂，年幼的孩子使用也很容易。这些药物最初属于处方药，当它们的安全性和易用性被证明之后，成了非处方药物。对于因过敏而需要药物治疗的患者，不论是偶尔一次还是日常使用，我们都推荐选择这三种中的一种。这些药物还可以与减充血剂（药物名称后通常有一个 D）组合使用来帮助有鼻塞问题的过敏患者。

非处方喷鼻剂

大多数的过敏喷鼻剂都是处方药，但是有两种属于非处方药：

色甘酸钠（品牌名：Nasalcrom）。这种药物是肥大细胞稳定剂，意味着它可以阻止肥大细胞释放组胺。它快速缓解症状的效果并不是很好，更多地被长期使用来预防鼻过敏爆发。

类固醇。到目前为止，类固醇药物仍然是处方药。美国食品药品监督管理局也是近期才批准了低剂量类固醇可以作为非处方类药物使用。曲安奈德喷鼻剂是首个获得批准的药物，其他药物相信在不久的将来也会获得批准。

处方药

当患者需要进一步治疗时，以下是几种可供选择的处方药物：口服抗组胺药和类固醇喷鼻剂最常用，口服白三烯抑制剂和抗组胺喷鼻剂也是不错的选择。

长效的非嗜睡口服抗组胺药。其中的两种药物（地氯雷他定和左西替利嗪）均为其对应的非处方药物的升级版本。它们不一定比对应的非处方药好很多，只是属于比较新的药物，且需要处方。在未来的几年，它们很可能也会成为非处方药物。迄今为止，我们对这些药物没有太多的使用经验，因为对应的非处方药物在使用过程中依然有效。过敏专科医生也可能会选择使用其他处方类抗组胺药，这部分药物超出了本书的讨论范围。

类固醇喷鼻剂。这是过敏专科医生最喜欢的药物，它们的工作原理是抑制各种白细胞对过敏原的反应。这里有太多选择，我们并没有对其中的某一种有任何偏好。我们知道，大多数的父母对于治疗时是否给予孩子类固醇药物犹豫不决。因为关于类固醇的治疗最常见的一个担忧是，它们可能会阻碍儿童的生长发育。近几年对180名5～8岁使用类固醇喷鼻剂为期一年的儿童进行的研究显示，与180名不使用类固醇的儿童相比，使用者在生长发育过程中身高仅仅落后了 0.25 厘米。由于类固醇对生长发育的影响微不足道，所以，我们会对口服抗组胺药物和其他措施疗效不佳的严重鼻过敏和鼻塞患者不时地处以这种喷鼻剂。

抗组胺喷鼻剂。对于使用类固醇喷鼻剂感到不适的患者，抗组胺喷鼻剂是很好的选择。虽然此类喷鼻剂的疗效不稳定，但是起作用时要优于慢性类固醇。

口服白三烯抑制剂。这是近年发展起来的一类药物，最为人所熟知的就是孟鲁司特钠（品牌名：顺尔宁 Singulair）。与阻断组胺受体不同的是，该类药物附着在与白三烯（类似组胺的炎症性化学物质）结合的受体上，防止部分区域的过敏反应被激活。这类药物通常还用于治疗哮喘。

如何判断什么时候、什么情况需要药物治疗？

医生会帮助你或孩子制定过敏治疗计划，很有可能会不时需要抗过敏药物。作为一个遭受过敏困扰，并且在幼年时期症状没有得到有效治疗的人，我更能体会药物的帮助。这里是一些我们在使用抗过敏药物时遵循的指导方针：

偶发症状。对于随机出现的过敏症状，通常把非处方的、长效非嗜睡口服抗组胺药作为最好的选择。如果这类药物疗效不佳，医生可能会给予你相同类型的处方药。

偶见夜间症状。对于偶见的夜间症状，短效的、有镇静作用的非处方抗组胺药是很好的选择。然而，如果你发现在早上这些令人困扰的症状又出现了，可能就需要上述非处方药物的长效版本。

季节性的长期症状。假如你预测在春季或秋季，过敏会持续发生，那么可以首先尝试非处方的长效、非嗜睡口服抗组胺药。如果效果不佳，再尝试相应的处方版本或选用喷鼻剂。如果这两种选择无一有效，可尝试两者同时使用 1～2 周。当过敏的季节过去，即可停药。

全年过敏。如果治疗是日常生活中必不可少的一部分，也许抗组胺喷鼻剂就是日常治疗的最佳选择，只要它效果足够良好。类固醇喷鼻剂可能是不错的第二选择。还可考虑口服白三烯抑制剂或长效非嗜睡抗组胺药进行长期治疗。但如果你的过敏一直持续存在，首先需要花费更多的时间来进行诊断和预防，并找寻更安全可长期使用的自然疗法方案。

爆发严重的鼻塞和头痛。假如在过敏爆发期间鼻窦症状恶化，请将非处方减充血剂也加入到药物中（或使用当前抗组胺药的 D 类型，参见第 53 页），并增加洗鼻及蒸汽清洁等措施。

脱敏针（过敏免疫治疗）

很多人自然而然地选择回避脱敏针，但是我们鼓励患者在适当的情况下使用。在医学界，我们称之为免疫治疗，它可以清除患者具有过敏倾向的各类过敏原，包括花粉（青草、豚草和其他）、尘螨、猫、狗、蟑螂和一些霉菌。参见第 296 页关于脱敏针的进一步说明。

以下有关免疫治疗的两项进展可谓激动人心。首先，一些过敏在现阶段可以采用舌下免疫治疗，而不再需要注射脱敏针。美国食品药品监督管理局批准了对5种青草（梯牧草、早熟禾、黄花茅、野茅和黑麦草）和豚草过敏采用这种方法治疗。相信用于其他一些过敏原的治疗也将指日可待。患者仅需每天将一片含有过敏原的可溶性片剂置于舌下，让免疫系统逐步对此类过敏原耐受。而更重要的是，研究表明，对于那些慢性鼻过敏患者，接受免疫治疗将显著降低后期发展为哮喘的概率。此外，对于只存在一种原发性过敏的患者在接受免疫治疗后，对其他主要过敏原过敏的可能性也将降低。这项研究对儿童和成人皆适用。

自然和替代医疗手段

在主流的医学之外，还存在一些有效的自然疗法。第14章将着重介绍这些替代疗法如何用于所有的过敏性疾病。对于鼻过敏的治疗，可能有帮助的方法包括顺势疗法喷雾和草药，如荨麻和槲皮素。本地生产的原蜜也被认为是有益的。

眼部过敏

虽然不太常见，但是眼部过敏和鼻过敏一样令人困扰。双眼发红和瘙痒是最突出的症状，可能还会有一些清澈或白色的分泌物流出。花粉、植物、动物和灰尘是最常见的原因，食物过敏也是纳入考虑的因素之一。化妆品、香皂、浴液和其他一些面部产品都可能刺激眼睛，还有各种气味，比如香水、清洁用品和二手烟。如果你出现了慢性眼部症状，请考虑以上因素。

部分患有慢性湿疹（皮肤过敏）的患者眼睛里、眼睑和眼部周围的皮肤也会出现过敏症状。有关湿疹的更多信息参见第 5 章。

以下介绍一些具体的可缓解眼部不适的滴眼液：

抗组胺和肥大细胞稳定剂滴眼液：大多数这类型的滴眼液都需要医生处方，你的医生会选择最合适的。你还可以尝试准备两种非处方的滴眼液：那素达（Naphcon A）和酮替芬（Zaditor）。

类固醇滴眼液：这类处方滴眼液适合短期使用。

顺势疗法滴眼液：这里有很多的选择，会以自然的方式缓解眼部过敏症状。这些选择都很安全并且对很多人有效。以我和家人的亲身实践来看，这类滴眼液对由于过敏和结膜炎引起的眼睛发红、有刺激感和流泪是有效的。

生理盐水滴眼液：通过用生理盐水冲洗眼睛，过敏症状会有所缓解。你可以把 1/4 小勺盐混入约 250 毫升的水中，为自己制造"泪液"进行冲洗。

凉爽的毛巾：用一块凉爽的湿毛巾覆盖在眼睛上也能马上缓解症状。

切记调整孩子的饮食（营养）

营养状况极大地影响着过敏性疾病——基于你吃的食物，情况可能会得到改善或者恶化。第 14 章会详细介绍我们的营养指导原则。遵循这份原则，可以缓解大多数人的过敏和炎症反应。通过一系列的调整，以及回避确诊的食物过敏原，慢性鼻过敏将会得到改善。

第 4 章

哮　喘

如你所知，我患有鼻过敏，同时患有哮喘。我的哮喘始发于 12 岁，我们一家搬到阳光明媚的南加州那年。在那之前，我的肺部是完全健康的。我相信住在那里的人们对烟雾都很熟悉，我们正好搬到了烟雾最严重的地区之一：帕萨迪纳。当我们在一个夏天的早晨，无法穿过橙褐色的霾看到远处的山时，爸爸终于知道搬到这里是一个错误的决定。我的哮喘主要是由于运动诱发，而吸入器也继橄榄球和足球后成了我多年来最好的朋友。但是最终，我打败了它；它并没有让我退缩。

这些年来，在任何形式的运动之前或之后，我都需要吸入器，不论是冲浪、在跑步机上慢跑、骑山地自行车或者是游泳。当我吃得太饱的时候，哮喘也会轻微发作。像之前说的那样，过敏原检测显示我对灰尘严重过敏，霉菌轻度过敏，对某些花粉也敏感。尽可能清除生活中的灰尘可以帮助我缓解鼻过敏，但是轻度的哮喘还在持续。有的时候，我需要每天使用两次吸入器，一连好几周，甚至时不时还需要吸入类固醇。

3 年前，我从奥兹博士秀（The Dr. Oz Show）电视节目中了解到把喜马拉雅晶体盐吸入器用于治疗哮喘的相关信息。我想如果这种方式对奥兹博士效果良好，我也可以尝试。让我惊喜的是：每天用 10 分钟的时间吸入晶体盐，显著减少了我对吸入器的使用。这不是一种医学治疗，但是它确实有所帮助，而更多的帮助发生在后来。

大约在两年半前，当我开始尝试"旧石器时代饮食"① （paleo diet）

---

①提倡人们像原始人一样，不吃谷物、豆类、加工的含糖食品和乳制品，大量吃肉、蔬菜，有时吃水果。

时，哮喘的问题有了突破性进展。旧石器时代饮食作为几种低碳水化合物的饮食之一，对改善免疫系统的健康有所帮助。在第 14 章你将对此有更深入的了解，这些食物改变了我的生活，使得我对吸入器的依赖大大减少，甚至在运动中也不再需要。锦上添花的情况出现在我和家人决定尝试无麸质饮食 6 个月之后。我从来都没有想到自己会对麸质敏感，因为过敏原血液和皮肤检测结果都正常。采取无麸质饮食后，我不再需要长时间依赖药物吸入器，也不再需要随时随地都带着它。晶体盐吸入器可以缓解偶尔的胸闷，而我在一定强度的运动下，也不再会喘息。现在，我每个月还是需要常规使用两次吸入器，每年也会有两次大约一周的时间非常不舒服。我不算被治愈了，还是必须保持健康的饮食和生活习惯，以确保免疫系统中的过敏分支受到控制。但开心的是，我不再需要任何长效药物来保持肺部健康了。

作为儿科医生，我和西尔斯医生在治疗哮喘方面加起来约有 50 年的经验。在这些年的大部分时间里，哮喘的治疗主要集中于过敏原检测以确定可能存在的过敏原，并且通过药物吸入器来维持患者的生活质量，这是几乎所有医生治疗哮喘的方法。但是，时代在变迁，营养学研究为我们提供了许多新的辅助工具，来帮助整个家庭改善免疫系统，并减少过敏性炎症。同时，许多补充 / 替代自然疗法也是可采用的。本章会提供一些你需要的小方法，尽可能减少家庭中的哮喘问题。

为什么人会患上哮喘？

当孩子被诊断患有哮喘时，这是父母首先会提出的问题：哮喘是如何发展而来的？是否可以采取什么措施来阻止它？当然，还有现在能够采取什么治疗措施，解决方案是什么。大约有 9% 的美国人因为遗传基因而患有哮喘。这些基因不断地繁衍，造就了更多的哮喘患者。如果家长中的一方患有哮喘，孩子更有可能患哮喘。有湿疹、食物过敏和吸入性过敏的儿童也更可能最终发展成为哮喘。这些过敏趋势看起来都是基因导致的结果，有人就会说，这都是基因问题，作为父母，我们希望阻止孩子发生哮喘，但我们无能为力。

但是，请不要忘了环境因素。基因的行为不是一成不变的，基因表达在很大程度上取决于周围的环境（一种称为表观遗传学的现象，参见第 22 页）。我们吃的食物，呼吸的空气，服用的药物，参与的活动，接触的化学物质，承受（或不能承受）的压力，甚至心态——这所有的一切都影响着基因的行为。比如，两个对哮喘具有相同遗传基因风险的人，其中一个在山里长大，吃纯天然的食物，呼吸新鲜的空气，坚持运动，生活中没有太多的压力，他哮喘的基因可能永远不会被开启。而另一个人，成长于（香烟）烟雾缭绕和空气污染的环境下，吃着标准的美式饮食，并且有一份充满压力的工作，他的哮喘基因就很有可能被这些因素激活。但是，基因与环境的相互作用并不总是这么简单明了，有哮喘基因的人生活在具有以上所有危险因素的环境中，也可能从来没有经历过喘息。

9% 的美国人因为基因和环境的原因患有哮喘。我们还不够了解如何才能以可行的方式控制基因与环境的相互作用，使我们能够完全预防那些遗传因素引发的哮喘。但是，环境起着非常重要的作用，在这一章，我们将会学习如何最大程度地限制环境对你和孩子哮喘的影响。

细究肺部过敏中的免疫系统

在肺部发生的过敏性免疫应答与之前探讨过的发生在鼻道的反应类似（参见第 40 页）：即吸入过敏原会引发过敏性级联反应，导致气道肿胀，黏液分泌增加。随着气道内表面的肿胀，通过气道的可用空气就会减少。除此之外，还有 3 个额外的因素也对哮喘患者产生影响，甚至使情况更糟。首先，气道被肌肉带包围。过敏反应会向肌肉发出收缩信号，导致气道受到挤压，可用于空气流动的空间更少。第二个因素是，哮喘患者的肺组织与非哮喘患者相比，具有更高数量的与过敏相关的白细胞（肥大细胞、嗜酸性粒细胞、T 淋巴细胞和其他细胞）。这就使得肺部几乎对任何刺激物都会反应过度。这些细胞稍微有风吹草动就会释放炎症性化学物质，并在气道黏膜创造出一个持续的炎症状态。最后一个因素主要发生在一些过去几十年中对哮喘治疗不足的人身上，他们体内的胶原纤维沉积在肺壁上，我们称这个过程为"重塑"。这些胶原蛋白会降低气道的扩张能力，并且可能导致永久性的肺功能损伤。

这就像之前提到的，哮喘真的是糟糕透了。但是，让我们先停止闷闷不乐，着手解决这个问题。

不同类型的哮喘

不同的人在哮喘的表现症状、发病年龄、病因和严重程度上有很大的差异。了解不同类型的哮喘是确定你的孩子是否患有哮喘的第一步，更重要的是知道你可以做什么。

反应性呼吸道疾病

这种简称为 RAD 的病症是指当呼吸道感染时，气道会呈现一种类似哮喘的反应。感冒病毒，特别是一种呼吸道合胞病毒（RSV）会引起肺部的炎症反应，导致喘息。婴儿最容易受到这种反应的影响，一旦感染，随之而来的感冒病毒会引发气喘和胸闷，可能需要引入吸入器进行数天的治疗。当感冒消失之后，这种压迫性的咳嗽可能还会持续几周。我的第三个孩子在 6 周大的时候感染了呼吸道合胞病毒，并且在整个童年时期诱发了无数次轻微的反应性呼吸道疾病。现在，他 12 岁了，随着年龄的增长，似乎终于不再受此困扰。反应性呼吸道疾病对于大多数孩子来说，在小学阶段就会有所好转，但是有些人会继续发展为慢性哮喘。

患有反应性呼吸道疾病的婴儿通常不会有慢性喘息和过敏反应。喘息通常只出现在他们患有感冒或者其他呼吸道疾病时，并且他们能够进行任何剧烈运动（生病时除外）。

运动性哮喘

这种哮喘是针对运动发生的。生理应激会随着心率的增加，血液向肺部流动，以及呼吸加快而引起炎症反应，导致喘息。这种哮喘通常会和其他类型的哮喘重叠发生。患有反应性呼吸道疾病的儿童，在生病期间或之后可能会出现运动性哮喘的症状。与那些慢性过敏性哮喘患者通常不能忍受剧烈运动不同的是，一部分患者只会在运动过程中出现症状，他们能够承受某些特定的运动。比如，我可以毫无困难地参加大多数娱乐活动及体育运动，但是在进行像急速奔跑一类会引发喘息的运动就需要吸入器。

偶发过敏性哮喘

那些仅对一种或者两种过敏原过敏的患者可能会因为暴露于过敏原中而发生喘息。比如，对猫过敏的孩子在接触或暴露在有猫的环境中，就可能发生喘息，但只要不与猫同住，就不会有任何症状。这种偶发性的喘息，我们不认为是真的哮喘，只要确定并合理地避开有害的过敏原，这种偶发性的喘息就不会发展成为哮喘。反之，如果孩子继续与猫同住，并且症状持续数年，或者发展出更多其他过敏性疾病，那么过不了多久，可能就会发展成为慢性哮喘，并成为一个终身的问题。

慢性过敏性哮喘

部分患有慢性哮喘的患者，引起持续喘息的原因不仅仅局限于反应性呼吸道疾病发作或运动诱发的症状。慢性哮喘通常都存在一个潜在的致敏原因，日常生活中接触的过敏原，比如灰尘、霉菌、动物、食物和花粉都会触发哮喘的日常症状，甚至引发需要急救的偶发性哮喘。由于接触过敏原的环境不同，这类患者可能时不时会出现无症状的周期。

形成慢性哮喘的第二个原因是肺部的潜在炎症。即使没有过敏原存在，免疫系统在气道黏膜也可以形成一种持续的刺激，导致患者出现持续的症状，与此同时，肺部也时刻准备着在过敏原来袭时作出进一步反应。具有潜在的、持续性炎症的慢性过敏性哮喘是哮喘最严重的一种形式，如果没有得到适当的治疗，会导致终身的肺部疾病。

我患有慢性过敏性哮喘，或者准确地说，曾经患有这种疾病。由于对季节性花粉、灰尘和霉菌过敏，以及潜在的炎症，我几乎每天都会轻微地喘息。现在，我已经确定了过敏原，并采取了更积极的治疗方法来减少炎症，可以享受一段没有任何症状的时光。

哮喘的体征和症状

哮喘症状对于大多数观察者来说显而易见，因为喘息和呼吸困难是一个很有标志性的特征。但是，有时候哮喘的症状也不是那么明显。以下是一些应引起你注意的症状。

喘息

在呼气的过程中，喘息通常听起来就像尖锐的高音哨声（当一个人呼吸时）。这是由于气流通过狭窄的气道引起的，类似水流流过打结的软管。当喘息比较轻微时，它只能在呼气快结束的时候才能被听到。当病情比较严重时，喘息在吸气的时候也能够听见。因此，区分真正的喘息和其他类型的呼吸音就显得至关重要。因为患者是否喘息，面临的治疗也将千差万别。这里有一些常见的并不是喘息、也与哮喘无关的症状：

胸闷。咳嗽期间，在胸部听到的清晰的"咔咔"声可能是由于肺上部的痰造成的，喘息反而在咳嗽的时候听起来不清晰。如果你的孩子胸部发出的咔咔声在一整天中时有时无，这可能仅仅是痰液阻塞。当你把手放在孩子胸部的时候，可以感觉到孩子每次呼吸时痰都会振动。真正有哮喘和喘息症状的人虽然能在咳嗽的时候咳出部分痰液，但是喘息声不会消失，会持续下去。

喘鸣。这个医学术语指的是在喉炎期间发生的异常呼吸音。即由于声带最顶端的气道变窄，在吸气和呼气的时候，产生了一个能够贯穿房间的响亮而嘶哑的声音。孩子听起来好像已经失去了他的声音，且咳嗽起来犹如海豹吠叫。相比之下，喘息的发生是因为肺内气道狭窄，听起来很安静，不会产生任何声音的变化。

气道发紧，且带有目的性的咳嗽

哮喘的发作通常会限制孩子可以吸入的空气量，因此，咳嗽听起来很浅。同时，你可以听到喘息声，因为空气很快被排出肺部。此外，哮喘的咳嗽通常都是有目的性的，即一个人会深吸一口气，然后发出一声咳嗽。与之不同的是，常见的普通咳嗽则是更深层且不可控制的，它总是断断续续或者一波又一波地发生。这种有目的式的咳嗽其实是一种生存机制。当气流在呼出时撞击狭窄的气道，一些空气实际上被推回了肺部以便吸入更多的氧气。咳嗽变异型哮喘是哮喘的一个子类型，这种子类型哮喘最主要的症状就是持续的咳嗽，而患者可能根本不会发生喘息。

胸部回缩

胸部回缩是哮喘发作最典型的标志，因此，除去孩子的衣物，通过肉眼观察胸部就显得尤为重要。回缩是指在哮喘吸气期间，胸腔壁也随之回缩。健康的人在吸气时，胸部应该扩张。但是，一个患有哮喘的人在呼吸时，胸部试图扩张的速度比受限的空气进入肺部的速度要快得多，以致产生了负压把皮肤向内拉（收缩）。实际上，你可以观察到孩子在每一次呼吸的时候，脖子上、肋骨之间的皮肤及上腹部都会出现向内缩的情况。当哮喘严重时，你可能还会看到孩子的胸骨在每次尝试呼吸时都会内陷。

发作性咳嗽

哮喘症状一般会随着活动身体而恶化。在积极活动期间，这种压迫性的咳嗽会让你尤其难受，甚至强有力的笑声也会诱发哮喘发作。

费劲的耸肩呼吸

哮喘患者可能会需要用肩膀来协助呼吸。你会看到他们每次呼吸时肩膀都会向上移动或耸肩。这被称之为使用辅助肌肉来帮助呼吸。

延长呼气

一些非常细心的父母会注意到哮喘的孩子需要花更长的时间呼气而不是吸气。如前所述，喘息多发于呼气期间，因此，空气在离开肺部狭窄的气道所花的时间就长于吸气时空气进入的时间。

呼吸急促

在哮喘发作期间，患者的呼吸会加快以弥补每次呼吸时不足的氧气。你需要对孩子健康时的呼吸频率有所了解，才能在他生病时更准确地判断。

严重哮喘发作的迹象

如果你的孩子出现口唇发紫、极度困倦，或者不能得到足够的空气说话或哭泣，以及许多上述现象伴随出现，表明孩子的生命已经受到了潜在的威胁，需要立刻进行紧急治疗。

自主观察

在你到达医生诊所之前，先用你的手机或者其他具有录像功能的设备记录孩子的呼吸情况。脱去孩子身上的衣物，确保光照充足，以便医生听诊并清晰地看到孩子的呼吸情况。如果孩子在见到医生之前情况有所好转，你录的视频内容也将有助于医生检查。

哮喘的诊断

哮喘的诊断需要你的家人和医生之前有良好的团队合作。没有人会只因为一次喘息就被诊断为哮喘。只有通过一段时间的观察，才能对症状的频率、严重程度，以及初始治疗的反应进行评估。以下是关于哮喘诊断的详细指导。

以日记方式记录症状

在日记中记录你或者孩子表现出来的具体症状，以及任何其他你观察到的身体信号。注意发作的频率：症状是否每天发生？每周发生？或者不经常发生？这些症状是否与我们在第 66 页提及的具体哮喘类型吻合？症状是否发生在患有呼吸道疾病期间或者之后，还是只发生在过度劳累之后？孩子是否常年都有症状，还是只出现在某些特定的季节？如果你的孩子年龄足够大，请引导他来描述自己的呼吸状况。呼吸时，他的胸部是否感觉很紧？是否能够感觉到自己获得了足够的空气？写下你的观察并且把这些信息转达给医生。

考虑症状的严重程度

确定哪种程度的症状会影响到生活质量。夜间咳嗽是否会导致数次夜醒？你的孩子是否由于呼吸急促而入睡困难？是否在运动中要比其他孩子休息更长的时间？

检查你的孩子和家庭的过敏史

如果父母有一方患有哮喘，或者孩子已经存在其他过敏问题，比如湿疹或鼻过敏，你应该更加认真地对待任何可疑和持续出现的症状。

前往就诊

进行一次彻底的身体检查，并与儿科医生详谈，这非常重要。除了你记录和观察到的，以下还有一些医生可能会做的：

身体检查。如上所述，医生会观察孩子的呼吸状况。仔细地用听诊器聆听是否存在任何喘息、紧张的吸气和过长的呼气。

对吸入器治疗的反馈。医生可能会在诊所给予具有快速药效的药物进行吸入治疗，观察反应（参见第 84 页"治疗不同类型、程度的哮喘"），以此来确认哮喘的情况。或者，医生可能会让你在家中进行吸入治疗，并对几天的治疗进行反馈。

峰值流量测量。峰值流量计是医生用来测量呼气力度的一根塑料管子。正如第 69 页提到的，在哮喘发作期间，呼气时空气的流通会受到限制。该仪器可以测量呼气受限的程度，并为诊断提供线索。你也可以在家中使用这种并不昂贵的仪器来评估喘息的严重程度（参见第 90 页"哮喘行动计划"）。

反复发作。哮喘在第一次发作时很少会被诊断出来。医生会对急性发作的哮喘进行治疗，并在随后的数周和数月内观察随之而来的问题。

胸部 X 光。胸部 X 光通常用于那些对立刻吸入治疗无反应的严重哮喘患者或怀疑患有肺炎的患者（症状可能包括发烧和没有喘息的呼吸困难）。X 光能够显示一些特定的哮喘迹象，这可以帮助医生区分哮喘发作和其他紧急呼吸状况。不过，我们很少会利用 X 光评估。

确定哮喘的类型。如果哮喘的反复发作是由于咳嗽和感冒，医生可能会诊断你或孩子患有反应性呼吸道疾病（参见第 67 页）。如果持续爆发的症状与疾病无关，那么医生可能会诊断为偶发过敏性哮喘。当这种持续的症状超过一年，就会被诊断为慢性过敏性哮喘。当症状只出现在运动过程中，一般诊断为运动性哮喘。而一个人的症状可能会出现混合的表现，也就是说，可能会具有某些或以上所有哮喘类型的特征。比如，慢性过敏性哮喘患者可能也有运动性哮喘。

造访哮喘专科医生

大多数的哮喘病例通过主治医生就能得到妥善的治疗和管理。与大多数儿科医生和家庭医生相比，过敏专科医生和呼吸内科医生可以提供更高水平的诊断和医疗管理措施。以下是专科医生可以提供的一些检测和治疗：

肺功能检测。与峰值流量计相比，采用计算机系统来评估肺容积和阻塞程度具有更高的准确性。但是，在现实中却很少会用到，因为通常情况下详细地询问病史和身体检查就已经足够。当医生在诊断中有所怀疑或需要评估严重且持续的哮喘时，肺功能检测是一种非常有用的手段。

过敏原皮肤检测。如果怀疑过敏是诱发哮喘的原因之一，过敏专家就是最有价值的合作伙伴，评估过敏是否是哮喘的触发因素（参见第 2 章）。

复合型医疗。尽管主治医生已经进行了初步的治疗，但是患有中度甚至重度哮喘的儿童应该交由哮喘专家进行管理、治疗。这类患者可能需要密集使用处方药来控制哮喘，而专科医生在这方面有更多的知识和经验。

对哮喘药物的认识

在我们进一步讨论哮喘的治疗和预防之前，你必须知道有哪些药物可以使用，它们的工作机制是什么，以及可能带来的副作用。通过对药物的了解，可以更好地理解下文将要讨论的治疗步骤，同时更深入地和医生探讨。长效药物并不适用于所有哮喘患者，短期使用的药物则是几乎所有哮喘患者必备的。在这里，对哮喘的药物做一个较为完整的介绍。截至撰写本书时，所提及的药物均属于处方药。

短效 β_2 受体激动剂（SABAs）

这个又长又复杂的名称指的就是大多数哮喘患者使用的能够快速缓解哮喘的最基本的吸入器。这些药物主要通过激活肺部细胞表面的 β_2 受体起作用。这些受体的激活使得围绕在气道周围的肌肉带松弛下来，让气道扩张。与此同时，让痰液向胸上部移动，以便咳出。据推测，这些药物还减少了肥大细胞释放的组胺，但这一点还未得到进一步证实。目前市场上有以下 3 种短效 β_2 受体激动剂：

沙丁胺醇。 这是历史最悠久、也是最常见的哮喘用药。这种药物有吸入器形式，也可以溶液的形式用于雾化器中（参见第 81 页表中内容），还有可吞咽的口服液体。口服液体的形式已经很少使用，因为其副作用（见下文）造成的不适较为普遍。通过气道黏膜吸入的药物进入气道周围的肌肉纤维，使这些纤维松弛，气道扩张，患者的呼吸变得更深入和轻松。这种药物能立刻起效，药效可持续大约 4 小时。这就是我目前使用的，不论是在运动中、患呼吸道疾病期间或者过敏和哮喘的爆发期，都能够让我的症状快速缓解。品牌包括了沙丁胺醇气雾剂（ProAir）、舒瑞灵（Proventil）和万托林（Ventolin）。

左旋沙丁胺醇。 这是一种较新，而且更有效（更昂贵）的沙丁胺醇形式。它有两个较大的优势：小剂量的用药就有很好的效果，并且副作用较轻。然而，较新的不一定是最好的。沙丁胺醇的安全性和有效性是通过了长久的跟踪记录得出的结论，因此，它仍然是包括我在内的大多数人采取的标准治疗方法。左旋沙丁胺醇则是为那些对沙丁胺醇不耐受或效果不佳的患者准备的，可用于吸入器和喷雾器配方中。左旋沙丁胺醇酒石酸吸入剂（Xopenex）是目前唯一的品牌。

吡丁醇。这种药物几乎与沙丁胺醇相同，但是目前尚未被批准用于儿童。唯一可以选择的品牌是吡布特罗活性气雾剂（MaxAir Autohaler）。但美国前几年出台了吸入器制造的新规定，这类吸入器目前已撤出市场，相信在不久的将来就会回归。

短效 β₂ 受体激动剂的副作用。大多数的儿童和成人不会有任何副作用。婴儿是最有可能出现副作用的群体，但是大多数的副作用是轻微和可控的。副作用看起来就像一个人喝太多的咖啡导致了心率加快和紧张不安。短效 β₂ 受体激动剂可能会使得年龄较小的孩子极度活跃几小时，婴儿烦躁不安。对于不能忍受这些副作用的患者，改为使用左旋沙丁胺醇应该就能解决问题。但根据我们的经验，这些小小的副作用很少被注意到，因为呼吸得到的改善值得我们为此冒小小风险。

长效 β₂ 受体激动剂（LABAs）

顾名思义，这些药物的作用方式与短效 β₂ 受体激动剂相同，但持续时间长达 12 小时。它们起效并不是很快，因此不推荐用于急性喘息。相反，这类药物主要推荐用于具有持续症状的中度甚至重度哮喘患者的预防性治疗。这类药物很少单独使用，因为一些研究已经表明，单独使用实际上会增加严重突发性哮喘发作的风险，也会使得药物功效随着

如何正确使用喷雾吸入器

很多人错误地将吸入器放入口中，并将嘴唇包裹在吸嘴周围。这种方式仅适用于粉状吸入器，即用嘴封住吸嘴来吸入。从另一方面来说，喷雾吸入器不该放入口中。因为大部分的药物在吸入之前会粘在潮湿的口腔表面。以下是使用吸入器的正确方法：

- 使用之前，适度地摇晃吸入器。

- 在离嘴部 5 厘米的地方握住吸入器，并让吸入器指向嘴的方向。

- 在开始之前，慢慢深呼吸几次以作准备。

- 呼出所有的空气（但无须强迫肺部把最后一点点空气都呼出），然后开始深吸一口气。

- 在吸气开始之后的一瞬间，使用喷雾吸入器。这样按下吸入器时，空气已经流入口中，这种方式能使更多的药物被吸入肺部，而不是沉积在口腔里面和周围。但是按下的时间不要太迟，以免药物吸入得不够深。

- 以适中的速度缓缓地吸气，尽可能多地将药物吸入肺部。

- 屏住呼吸至少 5 秒，但不要超过 10 秒。持续屏住呼吸太长时间会压迫肺部，并加剧喘息。然后恢复正常呼吸。

- 在等待一两分钟后进行第二次吸入（通常情况下是两次吸入）。

- 如果使用类固醇吸入器，使用之后记得冲洗口腔。

> 请仔细阅读吸入器说明，以确定吸入器是否需要定期用温水冲洗。一些吸入器会在顶端处积聚药物，阻碍正常喷出。

时间推移而减弱。因此，对于那些需要进一步治疗的患者，这些药物需与吸入性类固醇结合使用。沙美特罗（品牌名：丙酸氟替卡松 Advair、施立稳 Serevent）和福莫特罗（品牌名：酒石酸阿福特罗 Brovana、复合糠酸莫米松 / 富马酸福莫特罗 Dulera、富马酸 Foradil、信必可都保 Symbicort）是目前可以使用的两种长效 β_2 受体激动剂，被批准用于 4 岁以上的儿童。

长效 β_2 受体激动剂的副作用。 与之前提及的短效 β_2 受体激动剂类似，副作用并不常见。

吸入型糖皮质激素（ICSs）

大多数父母听到糖皮质激素这个词，就会很抗拒。作为在实践中更倾向于采取自然方法治疗的儿科医生，我们对于长期使用糖皮质激素持保留意见。然而，糖皮质激素在哮喘的治疗中占有一席之地，通常，我们会为患有中度甚至重度哮喘的儿童开出这一类处方药。如果你和孩子已经开始需要这一级别的长期治疗，那么这意味着你在生活方式、家庭及饮食健康上还需要进一步的改善，以减少过敏和炎症。我们会将重点放在改善上述环境因素上，帮助患者尽快减少甚至脱离糖皮质激素治疗。这就是"药物与技能"保健模式真正出色的地方——即通过少量的用药

（或者吸入器）来控制哮喘，再通过自身学习到的这些方法提供更好的长期解决方案。

类固醇通过减少免疫系统的过敏反应来起作用；具体来说，它们减少了肺组织中因为过敏增多的白细胞和细胞因子（参见第 16 页）的数量。这意味着过敏原进入肺部后，过敏反应最小化，且喘息是可以预防的。由于吸入性类固醇起效较慢，所以不能缓解急性症状。它们可作为吸入剂和雾化剂来治疗慢性哮喘，也可用于日常以帮助预防哮喘。同时，短期口服液体和片剂可用于缓解严重哮喘发作。现在有了很多不同品牌的类固醇，我们并没有特殊偏好。

副作用。没有明显的副作用，吸入型糖皮质激素通常有较好的耐受性。它可能会引发鹅口疮（酵母菌在口腔中过度繁殖）。但是，通过使用带储雾罐的吸入器，并且在每次使用之后冲洗口腔就可以预防其发生（参见第 81 页）。根据剂量的多少，患者体内可能会出现慢性或更严重的副作用。低剂量时，这是极为罕见的情况；通常这种情况出现在长期且高剂量使用吸入型糖皮质激素的人身上。这些慢性或严重的副作用包括白内障或青光眼，骨密度降低，在用药的第一年生长缓慢，尤其是女孩。一个在治疗第一年生长缓慢的孩子，在之后应该开始以正常速度长高，即使持续接受治疗。遗憾的是，他可能会缺少第一年那 1 ~ 3 厘米的身高。然而，慢性的、不受控制的哮喘同样会影响生长速度——因此，如果一定要选择，使用吸入型糖皮质激素影响更小，特别是在较低剂量的情况下。

吸入性药物的给药方法

这里有 3 种给药方式，医生会为你和孩子提供最适合的建议：

单独使用吸入器。这是年龄较大的孩子和成年人使用的最标准的方法。吸入器的优点是适合任何的口袋，随时随地都可以使用。使用得当时（参见第 78 页），吸入器可以有效输送完整剂量的药物。主要的缺点是一些药物会粘在口腔中。对于短效和长效 β_2 受体激动剂来说，这并不是太大的问题。只要吸入的方式协调得当，足够的药物依然会到达肺部。然而，类固醇会刺激口腔，引起酵母菌过度繁殖。在使用类固醇吸入器后，冲洗口腔会有所帮助。

带储雾罐的吸入器。储雾罐是一个一端有吸嘴的管子。吸入器通过管子另一端的开口喷药，患者通过吸嘴进行大概 6 次的缓慢深呼吸，将药物吸入肺部。这样就可以在不需要调整吸入时间的情况下对药物进行有效输送。这类吸入器的缺点是，比单独的吸入器便携性差，并且费用更高。但是储雾罐可以更有效地帮助婴幼儿吸入药物，使他们不必依赖于雾化器。对于需要吸入型糖皮质激素治疗的患者，该装置也减少了附着在口腔中类固醇的剂量。

雾化器。这台机器通过电力，在几分钟之内将药物逐步地送入肺部。液体的药物放置在一个小容器中，机器将其蒸发，以雾的方式缓慢释放。患者通过长管末端的吸嘴吸入释放的雾气。雾化器属于处方类物品。研究表明，儿童使用储雾罐吸入药物与使用雾化器达到的效果是一样的，所以雾化器主要用于不配合使用储雾罐的婴儿和幼儿。这些装置在任何急诊室或医生的诊所都属于标准配置物品，以帮助缓解急性哮喘发作。

白三烯抑制剂

这类口服药物是治疗哮喘的新成员，通过阻断白三烯而起作用。白三烯这种化学物质类似于过敏反应中释放出来的组胺（参见第 16 页）。阻断白三烯可以放松气道周围的肌肉，并减少黏液的分泌，从而缓解哮喘症状。白三烯抑制剂起效并不迅速，不能用于快速缓解（短效 β_2 受体激动剂吸入器是最好的选择）。它们可以单独使用或者与其他药物结合使用，以缓解慢性或持续性哮喘的症状，也可能被作为吸入型糖皮质激素的替代物来治疗轻微的、持续性的哮喘，尤其是对于那些不愿意配合吸入治疗，却对口服药物有较强忍受度的儿童。这类药物还可以有效预防运动性哮喘的症状。此外，对鼻过敏也有一定的帮助（参见第 55 页）。

孟鲁司特钠（品牌名：顺尔宁 Singulair）和**扎鲁司特**（品牌名：安可来 Accolate）是两种最常见的用于成年人和儿童的白三烯抑制剂。**齐留通**（品牌名：齐留通 Zyflo）是第三种可以选择的药物，仅用于青少年和成年人。

副作用。白三烯抑制剂的耐受性很好，通常没有明显的副作用。在少量的病例中，长期服用扎鲁司特和齐留通会导致肝受损。

其他不太常用的药物

短效 β_2 受体激动剂、长效 β_2 受体激动剂、吸入型糖皮质激素和白三烯抑制剂都是治疗哮喘的首选药物。以下的药物很少用来治疗哮喘，但我们还是做一个简单了解。

异丙托溴铵。这种吸入性药物可以与短效 β_2 受体激动剂一起在急救室使用，以阻止哮喘发作。它可以阻止神经诱发的肺部气道肌肉收缩。

茶碱和氨茶碱。这类药物通常也属于急救中心或医院常备的药物，类似咖啡因，通过放松肌肉来扩张气道。

色甘酸。这类药物可以对肥大细胞起稳定作用（参见第 53 页），通常以吸入器的形式使用，减少哮喘症状。随着其他吸入器变得更有效，目前已经很少用。它可以替代短效 β_2 受体激动剂用于预防运动性哮喘。奈多罗米（Nedocromil）就是类似的吸入性药物，可用于年龄较大的儿童和成年人。

奥马珠单抗。这是一种专门针对患有严重过敏性哮喘的青少年和成年人的新免疫疗法（品牌名：茁乐 Xolair）。这种疗法需要在过敏专家监管下每 2 ~ 4 周进行一次注射。这种独特的疗法并不使用药物，而是人工制造的一种抗体，以结合并阻断人自身的 IgE 抗体，来预防肺部和身体其他组织产生过敏性级联反应。最近，有关接受此类治疗之后，产生了威胁生命的过敏性休克的报道，促使美国食品药品监督管理局向医生和患者发出了长期使用可能有害的警告。严重的反应会发生在任何时候，包括在注射的数天后或以前耐受的多次注射之后。医生应当考虑在哮喘得到控制之后，不再继续采用此类治疗。

抗生素。被称为大环内酯类（红霉素、阿奇霉素、克拉霉素）的一类特殊的抗生素，具有减少炎症的附加益处。除此之外，一些哮喘患者的肺中长期存在细菌感染，而这些细菌对抗生素很敏感。一个疗程的抗生素治疗可能会降低哮喘发作的严重程度。

治疗不同类型、程度的哮喘

你已经对治疗哮喘的药物有所了解，现在让我们来看看哮喘的治疗。哮喘的治疗主要分为两大部分。第一部分，当哮喘发生时，缓解急性症状。这一步比较简单，当喘息发生时，孩子会对你提供的缓解方案欣然接受。第二部分是需要减少肺部潜在的炎症和过敏反应，这需要大量的时间和坚持不懈的努力，但最终的结果一定是值得的。

反应性呼吸道疾病

如果你的孩子遇到由感冒或流感病毒引起的哮喘症状，在患病期间，你需要提供一些相应的措施来保证孩子的呼吸舒适稳定。如果你的孩子正处于反应性呼吸道疾病的初期，建议你今天就去看医生。在医生的指导下，可以在家中对此类疾病引起的哮喘进行监管治疗。

吸入沙丁胺醇。医生可能会使用处方药——沙丁胺醇（参见第76页）来扩张气道，缓解喘息。这种非类固醇疗法适用于年龄稍长的，可以自主配合的孩子以吸入器吸入的方式治疗（参见第81页"吸入性药物的给药方法"），或通过一个雾化器在几分钟内雾化吸入药物。如果孩子对此反应良好，患病期间你可以根据需要在家中继续这类治疗。一些孩子可能每4小时就需要吸入药剂，而其他孩子一天中可能只需要吸入1～2次。当咳嗽和感冒逐渐好转时，吸入治疗的频率也应该逐渐降低，直到孩子不再有喘息症状。这一过程可能只需要几天，某些情况下可能需要几周。

医生也可能会开出左旋沙丁胺醇（品牌名：左沙丁胺醇酒石酸吸入剂）。这类属于沙丁胺醇新版本的药物也有非常好的疗效，但是有少量的副作用（参见第76页）。我们很少会开出此类处方药，因为几乎所有的儿童在使用沙丁胺醇时都不会产生副作用，也不需要承担额外的费用。而医生也只在沙丁胺醇对患者产生副作用时，才会使用左旋沙丁胺醇。

胸部清理措施。你和孩子可以在浴室中，通过吸入流动的热水产生的蒸汽或采用蒸脸机缓解症状，每天数次。夜间还可以使用热蒸汽机。使用非处方的祛痰药物（目前批准用于4岁以上的儿童），让痰液有效排出。对于年龄较小的孩子，也可以使用天然的祛痰剂（可通过天然健康食品店或网上购买）。确保胸部没有过多的黏液将有助于缓解反应性呼吸道疾病并加速病情好转。

高渗盐水吸入。这是一种以雾化方式吸入短效 β_2 受体激动剂的新技术，涉及将药物混合在高浓度盐溶液（称为高渗生理盐水）中而不是常规盐水中。实践研究表明，以高渗盐水代替常规盐水可以加速缓解喘息症状，并缩短住院时间，特别是婴儿和幼儿。目前，这并不是一个标准的实践结果，但如果能够持续地研究并证明确实会带来积极的效果，将来可能成为常态。

类固醇治疗。很少有儿童的反应性呼吸道疾病严重到需要快速启用口服类固醇治疗来减轻肺部炎症（参见第 89 页）。这类治疗通常用于具有中度或者重度症状的患者，也可用于那些对沙丁胺醇和左旋沙丁胺醇治疗反应不佳的患者。

反复发作的反应性呼吸道疾病。在感冒和咳嗽再度发作之前，可以预先准备好沙丁胺醇的吸入治疗。在医生的指导下，感冒初期即可开始治疗，而不需要等待哮喘症状出现。这样预防性的治疗有助于阻止症状发展得更严重。吸入性类固醇也可以预先准备用于那些一旦呼吸道感染就会引发长期中度甚至重度哮喘的儿童。当反应性呼吸道疾病刚开始爆发时，吸入性类固醇可以减少病程的持续时间和严重程度，以及对沙丁胺醇的依赖。大多数父母不太愿意给孩子使用类固醇，但是我们相信，在真正需要使用类固醇时，短期使用是安全的，也是非常必要的。

反应性呼吸道疾病长期预防和解决方案。因为反应性呼吸道疾病通常不是由过敏引起，因此过敏预防措施对此不会有帮助。直到 3～5 岁，孩子们的每一次感冒或者咳嗽都可能会出现反应性呼吸道疾病。在此之后，大多数孩子患反应性呼吸道疾病的趋势会减弱，开始不受哮喘困扰的健康新生活。我最小的孩子目前 12 岁，大多数的感冒和咳嗽已经不再会诱发喘息和压迫性的咳嗽。但每一年或者两年，他偶尔会因为反应性呼吸道疾病而需要进行 1 ~ 2 次吸入治疗。幸运的是，他没有慢性或运动性哮喘的症状。

但是，一些孩子很有可能会发展成慢性哮喘，特别是伴有其他过敏性疾病的情况，比如鼻过敏或湿疹。正如第 14 章所述，通过遵循我们提出的自然和营养的宗旨来减少体内存在的慢性炎症，镇静免疫系统的过敏分支，提高免疫系统的抗病菌能力，就能够减少发生感冒和咳嗽的次数及严重程度，同时减少反应性呼吸道疾病的发作。

运动性哮喘

如果你和医生都已经确定哮喘仅发生于运动时，且没有可预防的过敏因素，那么通过吸入器吸入药物将会是主要的治疗方法。

沙丁胺醇吸入器。在运动前的 15 ~ 30 分钟可以吸入这种短效 β_2 受体激动剂两次来预防喘息和胸部的紧迫感，这也将提高运动的耐受力。根据需要，在运动过程中或运动过后可以重复使用此剂量。对于沙丁胺醇不耐受的患者，可以选用左旋沙丁胺醇。

色甘酸钠吸入器。这种处方药可以作为沙丁胺醇的替代品（参见第 53 页）在运动前使用，以预防喘息。它通过减少组胺的释放，以及肺内免疫细胞带来的可能诱发喘息的化学物质来达到预防效果。然而，它的有效性普遍不如沙丁胺醇。医生会帮助你做决定。色甘酸钠不属于快速起效型药物，因此，在运动的过程中不能快速缓解症状。

白三烯抑制剂。这种口服药物对于一些运动性哮喘有很好的作用（参见第 55 页）。

运动性哮喘的长期解决方案。对于仅因为运动而触发哮喘的患者，最重要的长期治疗方案就是通过自然和营养的方法来减少炎症（参见第 14 章）。这个方法对于我，还有很多我们的患者来说，产生了很大的影响，甚至创造了奇迹。但值得注意的是，需要咨询医生来确定你的症状是哮喘引起的，而不是心脏问题或其他类型的肺部疾病。关于它们之间的区别已经超出了本书的范围，在此不作叙述。

过敏性哮喘的急性治疗

一旦被诊断为过敏性哮喘，就需要使用快速起效的吸入性药物初步缓解症状。同时，还必须开始考虑长期的方案来解决哮喘问题。

吸入短效 β_2 受体激动剂。沙丁胺醇（或左旋沙丁胺醇，参见第 76 页）是哮喘发作时，快速缓解哮喘的最主要方式。如果你正在读这本书，可能已经去看过医生，并且已经有了短效 β_2 受体激动剂吸入器或者雾化器。你或孩子需要每 4 小时用一次药直至哮喘得到控制，之后，在可忍受的情况下，拉长用药间隔时间和频率，直至喘息消失。这一过程可能只需要一天，也可能需要很多天。

抗组胺药。不论是什么过敏原引发的哮喘，可通过口服抗组胺药物

（参见第 52 页）来减少身体内部的过敏反应。

口服类固醇。在哮喘严重发作的时期，口服 3 ～ 5 天的类固醇是缓解肺部炎症和过敏反应最强效的方式。药效在口服之后的几小时就会开始起作用，在 12 小时后达到峰值。口服类固醇通常是为吸入短效 β_2 受体激动剂效果不佳的患者准备的。在我们的诊所，通常也考虑短期使用类固醇进行治疗，不必担心产生任何长期的副作用。

你应该与医生一起制定书面的哮喘行动计划，并在家中准备相应处方药，以便哮喘发作时能够采取应对措施。后面的专栏中会给出更多关于哮喘行动计划的一些信息。

慢性过敏性哮喘的药物治疗

药物是控制慢性哮喘最主要的部分。这些药物虽不能代替你将要采取的方法来实现对哮喘的长期控制，但最初你需要一定程度的药物治疗。治疗哮喘的药物和方法，是医疗系统的专家和政策制定者根据以下 3 个方面来划分的：1. 开始慢性哮喘治疗之前，哮喘的严重程度；2. 基于哮喘的严重程度进行阶梯式用药；3. 评估治疗的效果，如有需要，进行适当调整。这里的"阶梯式"指的是在有需要的情况下，通过加强（更积极的治疗）或者减弱的方式来定期调整治疗方案。

治疗前，划分哮喘的严重程度

在开始任何治疗之前，应先把哮喘的严重程度划分为间歇性还是持

哮喘行动计划

此计划是由医生填写的一份书面指示，以指导哮喘发作时应采取的行动。医生在面诊时可能会给你一些口头上的指示，但是父母在哮喘发作的紧急情况下要记住这些步骤并不容易。一份书面的计划应该是这样的：

绿色区域：这个区域意味着一切正常，没有任何哮喘的症状。 任何日常的预防性药物都应该记录在本区域，以便提醒你定期服药，包括运动时所需的吸入器（如果需要）。如果正在使用峰值流量计（参见第 74 页），那么正常的数值范围也应该记录在此，以便提醒你数值处于什么区间的时候是健康的。

黄色区域。 这意味着当哮喘发作时，你会出现轻度或者中度的症状。假如你在使用峰值流量计，测量值应该处于正常值的 60% ~ 80%。同时，在使用短效 β_2 受体激动剂吸入器或含有药物的雾化器时，包括用药的剂量和时间间隔都应该记录在此区域。如果通过 20 分钟左右的治疗后，你感觉好多了并恢复了正常状态，那么在这一天中，你需要继续这类额外的治疗，然后回归到绿色区域，并遵循该区域指示。假如情况没有得到改善，额外的药物治疗，比如口服类固醇或使用更高剂量的短效 β_2 受体激动剂，应在此记录。如果情况很严重，请遵循红色区域的指示。又或者你的症状在 24 小时之内没有得到改善甚至变得更糟，也须移步红色区域进行治疗。

红色区域。这意味着你有麻烦了。喘息变得很严重，峰值流量小于正常值的 60%，且黄色区域的治疗并没有带来任何改善。这时，你可以给医生打电话，使用更高剂量的短效 β_2 受体激动剂，并记录下来。在随后的 15 分钟，你应该会感到症状得到了缓解。之后，请尽可能在当天面见医生。如果超过 15 分钟，情况依然没有好转，请去附近的急诊室寻求紧急治疗（情况危及生命，请立刻拨打急救电话）。

续性。持续性哮喘又进一步分为轻度、中度或重度。初始分类基于以下标准：

间歇性。这一术语适用于那些具有复发性哮喘症状，但在任意一周内的大多数时间并不会发作的患者。具体来说，就是哮喘症状的出现每星期不会超过两天，短效 β_2 受体激动剂吸入器的使用每星期也不会超过两天，哮喘不会干扰正常的生活，同时，一年之内只需要口服一个疗程的类固醇即可阻止哮喘发作（或根本不需要服用）。对于 4 岁以下的婴儿和儿童，如果哮喘被认为是间歇性的，那么因哮喘而引起的频繁夜醒不应该发生。而年龄较大的儿童和成年人每个月可能会有一两个夜晚发生夜醒。另外，肺功能检测（由哮喘专家执行）也可用于对哮喘严重程度的划分，且肺功能不太可能在间歇性哮喘中受损。

轻度持续性。如果哮喘的症状经常发生，一年中口服类固醇超过一次以上，或轻度哮喘发作持续 1 天以上，在一年中发作 4 次以上甚至更多，那么这种轻度的哮喘就会被认定是持续性的。具体来说，轻度持续性哮喘患者每周有超过两天的时间需要使用短效 β_2 受体激动剂吸入器，但不是每天都需要，正常的日常活动轻微受限。在 4 岁以下儿童中，哮喘引起的夜醒，每月会发生 1～2 次，在大龄儿童和成年人中，每周发生 1 次。而肺功能的检查，也只是显示轻微损伤。

中度持续性。这些患者的症状需要每天使用一次短效 β_2 受体激动剂吸入器，并且部分日常活动会因为哮喘发作而受限。婴儿每周会经历一次夜醒，大一点的儿童和成年人夜醒的次数更频繁。肺功能检查会显示中度损伤。

重度持续性。该分类的标准是基于每天都需要数次使用短效 β_2 受体激动剂吸入器，并且正常的日常活动已经严重受限。夜醒几乎发生在每一个夜晚。严重的哮喘患者在一年中可能需要口服多个疗程的类固醇且数次造访急诊室。肺功能检查也会显示肺部严重受损。

注意：用于预防和治疗运动性哮喘的短效 β_2 受体激动剂吸入器，不适用于以上这些标准。换句话说，一个人如果因为运动而每天使用吸入器，但是每周仅有 1～2 次因自发性的喘息而用到吸入器，那么应该被考虑为仅仅患有间歇性哮喘。

逐步开始药物治疗

一旦哮喘的严重程度得以划分，即可逐步引入药物治疗来控制哮喘。治疗的方法和程度都应该与哮喘的严重程度相匹配。也就是说，当情况好转的时候，减少用药，情况变得严重时，增加用药。

步骤 1. 属于间歇性哮喘的患者，只需要根据自身的基本情况进行短效 β_2 受体激动剂的吸入治疗，不需要任何日常的预防性药物。

步骤 2. 患有轻度持续性哮喘的患者，推荐每天使用低剂量吸入型糖皮质激素来预防症状，改善日常生活。该选择的替代方案包括色甘酸钠吸入器和口服白三烯抑制剂。年龄较大的孩子和成年人还可以考虑使用茶碱，以及口服抗组胺类药物（参见第 53 页）。

步骤 3. 中度持续性哮喘患者应该采用中剂量吸入型糖皮质激素进行治疗。5 岁以上的儿童和成年人可以尝试使用低剂量的吸入型糖皮质激素与以下药物中的一种进行联合治疗：口服白三烯抑制剂、长效 β_2 受体激动剂吸入器，或口服茶碱。

任何符合中度持续性哮喘标准并需要进行步骤 3 或 3 以上治疗的患者，都应该咨询哮喘专家，并考虑注射脱敏针，特别是如果患者对于尘螨、动物皮屑或花粉过敏。

步骤 4、5 和 6. 患有严重持续性哮喘的患者将执行更高阶段的治疗方案，这里涉及了多种药物，包括高剂量吸入型糖皮质激素和长效 $\beta 2$ 受体激动剂吸入器、白三烯抑制剂、茶碱和 / 或口服类固醇。这些细节

坚持写日志

医生主要通过以下两个因素来评估哮喘是否得到了控制：短效 β_2 受体激动剂吸入器的使用频率，以及哮喘症状对日常活动的影响程度。唯一能够提供这些信息给医生的人就是你自己或孩子。保证每天填写短效 β_2 受体激动剂吸入器的使用频率，以及症状的严重程度，这是唯一可以正确记录信息的方式。在每一次见医生时带上这本日志。

超出了本书的范围，将由哮喘和过敏专家进行指导。

评估哮喘控制效果和调整药物

患者需要每月定期进行复查和回访，直到哮喘得到控制。如果一些顽固症状持续，治疗就应该提升一个等级。当症状得到缓解，就可以下调治疗级别。这里有一些关于哮喘控制的定义。

控制效果较好。这是哮喘治疗的最终目标。标准可以参照我们在第91页提到的间歇性哮喘。即患者需要在一周中的大部分时间都没有哮喘症状，日常活动不受限制，并且一年中在哮喘发作时，口服类固醇不超过1次。经过3个月很好地控制，医生可能会建议逐步降低治疗级别。比如，年龄较大的孩子正在使用低剂量吸入型糖皮质激素和长效 β_2 受体激动剂吸入器（步骤3的治疗阶段），在控制效果较好的情况下，可

以停止使用长效 β_2 受体激动剂吸入器。

控制效果不理想。这一类患者尽管已经在治疗，但是可能在一周之内还会有几天出现哮喘症状，日常活动会受到一定的限制，并且一年中需要口服类固醇 2 次及以上来缓解哮喘的发作。标准与第 92 页提及的轻度至中度持续性哮喘类似。简而言之，目前采用的治疗级别效果不佳，需要加强一个等级。此外，医生应确保患者正确使用了吸入器和口服药物，并进一步开展防过敏措施。

控制效果很差。正如我们在第 92 页提到的，这类患者每天都经受着持续且严重的症状，需要通过加强治疗和口服类固醇才能使哮喘得到更好地控制。他们应该与过敏和哮喘专家通力合作，以确定更好的长期治疗方案。

通过对哮喘的严重程度进行分类、开始治疗、评估控制效果和调整药物三管齐下的方法，可以使哮喘通过药物得到有效控制。短效 β_2 受体激动剂吸入器是安全有效的，口服白三烯抑制剂和低剂量吸入型糖皮质激素也是如此。使用长效 β_2 受体激动剂吸入器、更高剂量的吸入型糖皮质激素和其他高级别疗法来加强治疗会带来更多的风险和副作用，但对于控制效果不佳的哮喘，在特定的时期需要进行以上治疗。现在是时候运用你的"技能"来尽量避免接触过敏原、降低免疫系统对不可避免的过敏原的反应、减少肺部和身体的炎症并改善你和孩子的健康了——这样可以降低药量，达到缓解症状的目的。

慢性过敏性哮喘的解决方案

经过 30 年的哮喘生活，我终于可以说，自己的哮喘得到了有效控制，不再需要每天服药，日常的活动也并没有受到限制。在这一部分，我们将分享任何你可以为自己和孩子所做的事情，让哮喘平息下来。

追踪和清除过敏原

这是最重要的一步，我必须一再强调。我对灰尘严重过敏，因此，当清除了家中所有的过敏原之后，就会产生意想不到的奇效。让我们来重温一下第 43 页"追踪鼻过敏"，任何触发鼻过敏的原因也可能会导致哮喘。针对这些原因，你可能会发现一些简单的解决方案。比如，一个幼童患有持续性哮喘很有可能是因为对牛奶过敏，不含有乳制品的日常饮食也许就能解决所有问题。或许，也可能是家里新来的宠物触发了哮喘的症状。但是，大多数时候并没有这么简单，如果通过你的观察没有发现明显的过敏原，那么就是时候进行过敏原检测了。

过敏原检测。回顾第 2 章提及的检测方法，并与儿科医生讨论，以确定是否需要先进行血液检测，还是去寻求过敏专科医生的帮助，直接进行皮肤检测。检测的结果将帮助你确定需要从生活中清除什么。当第一种检测方法的效果不理想时，可以考虑同时采用两种检测方法。

清除过敏原。第 13 章列出了你可以在家和生活中采取的具体措施，帮助减少暴露于过敏原中和终身患慢性哮喘的风险。

洁净的空气。如果过敏原检测显示为吸入性过敏（灰尘、霉菌、宠物皮屑或花粉），使用空气过滤系统来清理空气中的过敏原至关重要。但即使检测结果没有显示以上这些过敏原，清除空气中的这些过敏原对于哮喘患者仍然十分重要。查看第284页关于选择空气过滤器的内容，并为了家人的健康选择一台。避免使用香水和其他一些具有刺激性香气的东西，这可能会加剧喘息。对于任何哮喘患者，家中的二手烟必须清除。不要低估空气污染带来的影响，在烟雾弥漫的洛杉矶生活的那4年可能是我青少年时期就患上哮喘的诱因。如果有可能，请移居至空气洁净的地方，并远离空气污染最严重的地方——高速公路和工业中心。

补充和替代检测。在第2章中，我们提出了一些可以替代过敏原检测的其他选择。假如主流的检测方法都不能够给出答案，并且慢性哮喘症状持续存在，那么这些替代检测方法值得一试。

减少对过敏原的过敏反应

一些过敏原是无法避免的。当我们看到对灰尘和花粉都呈阳性的检测结果，基本上也会将这些孩子标记为"对空气过敏"。不论你有多小

香烟和哮喘不能共存

本来是不需要说的，但是不得不再次强调。如果你的家中有人患有哮喘，那么家中的任何人都不应该吸烟。二手烟是导致哮喘的直接原因。

心，都没有办法避免潜在的过敏原，但是可以让身体减少对这些过敏原的反应。药物治疗和脱敏针是目前主流的治疗方法，其他的一些自然疗法和营养方案也对预防哮喘有所帮助。

抗炎食物。回避过敏原，这是最重要也最有效的方式，来帮助你减少对过敏原的过敏反应。我们会在最后一章详细探讨（第 14 章）。简言之，你吃的东西在很大程度上会影响身体中的过敏和炎症反应。标准美式饮食（称之为 SAD 饮食）中的很多食物都会引起炎症，比如快餐和大多数商业加工牛肉中不健康的脂肪和油。为了达到良好的营养状况，要关注你应该吃什么，而不是不该吃什么。通过一些抗炎食物来丰富你的饮食，比如各种香料、无污染的鱼、自由放养的草食牛肉、野味、健康的油、种子、坚果，以及谷物、水果和蔬菜。这怎么强调都不为过，在第 14 章，你会发现这些内容将会改变整个家庭的生活。

特殊饮食。除了吃抗炎食物外，还有两种特定的饮食转变可以帮助过敏患者改变生活状态。对我而言就是这样的，这些饮食转变可能是解决哮喘最重要的因素。第 8 章将会详细介绍无麸质、低碳（碳水化合物）生活方式，解释以谷物为基础的碳水化合物是如何增加炎症反应的，以及麸质敏感的人对转基因小麦有什么反应。第 14 章对这些内容进行了延伸，包括了所有的谷物和乳制品，并详细描述了我们如何通过"旧石器时代饮食"及发酵食品（含有天然益生菌）来帮助患者治愈炎症和过敏性疾病，以及建议你吃有机、非转基因（non-GMO）食物来帮助家人尽可能保持健康。本书的第 226 ~ 233 页会给出具体的细节来说明如何才能清除生活中不健康的饮食。

减少环境毒素。正如你在第 1 章了解的，化学物质和毒素会加剧过敏。我们强烈建议你把家变成一个"绿色"的房子，尽可能避免这些毒素。从使用的家庭清洁和卫生用品，到购买的家具和食物，一切都必须尽可能有机和自然。实现这一改变需要在初期进行大量的准备工作，一旦走上正轨，就会变得非常容易。许多书籍和网站都可以引导你完成这一过程，包括美国环境工作团体也提出了一些极富指导性的意见（EWG.org）。

药物。正确并适当地使用抗过敏和哮喘药物可以让生活变得更舒适。吸入型糖皮质激素和口服白三烯抑制剂对降低过敏反应也有效。我在口服抗组胺药时并不会感到愤怒或懊恼。依赖长效药物来控制哮喘并不能作为真正的解决方案，但是在一段时期内，它必不可少。

海盐吸入治疗。这种治疗正在引起关注，我们认为是有价值的。这个理论来源于古老的实践，通过长期待在盐洞中或在海岸边呼吸带有咸味的空气来治疗慢性呼吸道疾病。而一项研究也表明吸入海盐的治疗对于哮喘有效。正如前文提到的，当我第一次尝试每天使用喜马拉雅晶体盐吸入器的时候，症状得到了很大的缓解。目前的大多数时候，我依旧在使用这种方式来保持肺部健康。这种吸入器可以在网上购买，或从一些医生处获得。你还可以参加一些模拟盐洞的项目体验，以进行更有效地治疗。

中药。研究结果表明，甘草和其他草药相结合可能会减轻炎症，放松气道周围的肌肉，自然缓解哮喘。此外，一些研究对针灸和按摩在治疗哮喘的有效性和合理性上持支持态度。如果需要采用这些方法，请考虑具有专业中医知识的执证医生。

整脊和整骨疗法。我们定期会使用整脊疗法来治疗背部受伤和疼痛，并且整脊疗法和其他的按摩疗法还会在预防过敏中带来益处。正如你在第 18 页了解的，身体的一部分过敏反应是由神经系统介导的。对颈部和脊柱专业的按摩可以使这些区域的神经系统放松下来，从而使得过敏患者对过敏原不产生强烈的反应，这对于有持续过敏症状的患者来说值得一试。

顺势疗法。这种方法是根据患者不同的身体类型和化学成分，使用微小计量的药物来减少过敏反应。在有经验的执业者管理下，一些患者对此有良好的反馈，但也有效果不理想的情况。这是安全可尝试的方法，一部分人认为它是值得花费时间去做并且有效的。更多细节参见第 343 页。

天然补充剂。各种营养素和抗氧化补充剂可以减少身体的炎症和过敏，特别是高含量鱼油的补充剂、维生素 D、益生菌和益生菌食品。镁的补充（在医护人员的指导下，每日分 2 ~ 4 次补充约 250 毫克的镁）可能有助于让收缩的气道放松，并缓解哮喘发作。更多细节参见第 329 页。

纳氏脱敏疗法（NAET）。如第 35 页所述，这种替代医学实践得到了一部分人的支持，并被认为是一种有效的方法来减少对特定过敏原的过敏反应。

脱敏针。假如你已经尝试了各种可能消除过敏的方法和自然疗法，但是依然有持续的哮喘症状，是时候考虑注射脱敏针了。脱敏针可以降低人体对各种引起哮喘的过敏原的敏感性，包括尘螨、花粉、霉菌、宠物皮屑和其他过敏原。如有必要，与过敏专科医生讨论。关于脱敏针的更多细节参见第 296 页。

舌下免疫治疗。这种最新被批准的治疗方法是通过每天在舌下放置药物来帮助免疫系统对过敏原形成耐受。但是，它并不被批准用于患有严重哮喘的患者，因为存在一定的风险会触发严重的哮喘。更多细节参见第 296 页。

不要放弃哮喘治疗。请继续与医生或者补充 / 替代疗法执业者合作，直到获得你和孩子渴望的的生活质量和积极的生活方式。

不断变化的吸入器技术

近几十年来，许多吸入器使用一种称为氯氟烃（CFC）的化学物质将雾化的药物推出吸入器。由于氯氟烃会破坏臭氧层，已经被淘汰，取而代之的是使用氢氟烷烃（HFA）的吸入器。

第 5 章

———

湿　疹

湿疹，也称为特异性皮炎，是一种主要涉及皮肤的慢性过敏性疾病。几乎所有的病例都显示，湿疹最初发生于 5 岁之前的儿童身上。在经历了最初几年的困扰之后，很多孩子长大些情况就会有所改善，不再有湿疹问题。但也有一部分人在成年之后依旧会持续发病。

　　在我们诊所看到的所有过敏性疾病中，湿疹是最麻烦的，原因有以下几个：首先，湿疹通常比哮喘和鼻过敏发生的年龄都要早，看着一个只有 3 个月大的宝宝皮肤干燥瘙痒，并且因为持续抓挠而使得皮肤红肿溃烂，真的是令人非常难过。第二，婴幼儿湿疹可能预示着在未来的很多年，你可能还需要面对其他过敏性疾病的挑战，一些早期的湿疹会继发成为哮喘和其他过敏问题。第三，治疗湿疹的主要方法是局部使用类固醇药膏。虽然适当地使用类固醇药膏来治疗湿疹是安全有效的，但是长期使用并不是最理想的选择。第四，湿疹需要投入大量的时间和精力每天跟踪治疗。这些小患者和他们的父母，每天都要在湿疹的治疗上花费很多的时间，而这些时间本可以用于更好地陪伴孩子和享受游戏时光。最后，尽管进行了积极地检测和治疗，但是一些宝宝的情况并没有显著改善，这些婴幼儿在早期对抗湿疹的过程中可能会非常不适。

　　这些是坏消息，现在来告诉大家一些好消息：某些湿疹病例很容易通过一些简单的方法成功解决。这些湿疹病例主要是由于 1 ～ 2 种食物过敏所致——因此，一旦停止进食这些食物，整个家庭都不会再受到困扰。如果患者无法通过这种简单的方式解决湿疹问题，那么他们可能就面临更多的挑战。本章将提供更多的细节和方法来帮助你诊断病因并消除疾病。

湿疹的免疫学和遗传学因素

　　大量的研究一直致力于检查湿疹患者的皮肤、免疫系统和基因，并仔细研究了该疾病的许多细节。这里列出一些重点：

皮肤炎症

　　研究表明，湿疹患者几乎所有类型的免疫细胞都大量存在于皮肤中，这些急性和慢性炎症细胞混合出现，表明湿疹是一个持续的过程，存在着高峰期和衰退期。这些细胞分泌出大量细胞因子，刺激皮肤，并且吸引更多的免疫细胞来到此区域。此外，许多湿疹患者皮肤上的葡萄球菌过度繁殖，分泌出更多的毒素，增加了免疫系统的炎症反应。

过敏发作

　　一些病例显示，湿疹的发作是由于对食物和环境过敏所致。暴露在这些过敏原中会引起在其他过敏性疾病中描述的典型 IgE 过敏反应，加剧皮肤内已存在的炎症。

皮肤的遗传缺陷

　　湿疹有很强的遗传因素。大约超过一半患有中度或者重度湿疹的患者都是因为一种叫 FLG 的基因发生了突变。这个基因负责生产丝聚蛋白，它在保持皮肤水分和维持适当的 pH 值方面起着至关重要的作用。

那些携带这种突变基因的患者更有可能发展成为哮喘和其他过敏性疾病。还有一些基因因素也被提出，但是尚未发现与此有关。

湿疹的挑战在于，不仅要确定诱发湿疹的过敏原并将其清除，而且可能面临着大多数其他过敏性疾病存在的问题。许多湿疹患者尽管已经彻底清除了过敏原，但是由于潜在的基因决定了炎症倾向，导致了持续不断的皮肤问题。我们希望导致湿疹的主要原因是食物过敏，只要清除了过敏原，湿疹的不适感也就随之消失。如果不是，那么患者就应该着重于对皮肤进行适当的护理，并且采取正确有效的治疗方法将湿疹带来的困扰降至最低。

湿疹的症状

几乎所有的婴幼儿都会不时出现皮疹，这是生活中很常见的一种状态。然而，湿疹具有几个明显的特征，更易于辨别：

干燥、发炎的斑块

湿疹通常可以描述为红色、凸起并发痒的斑块。经过检查，皮疹在不同的时期会稍显不同：

早期：当湿疹首次发生或在慢性期突然爆发，在受损的区域会出现极度红肿瘙痒的斑块，并伴随小水疱和少量渗出液。

中期：一旦湿疹出现了一两个月，这些症状严重的区域就会不时地平静下来，变成红色发痒的斑块，不再让人感到极度烦躁不安。

慢性湿疹：一旦湿疹的问题已经持续存在一段时间，皮肤就会增厚，肿块会变干变硬。新一轮的湿疹将会不时爆发，周而复始。

长期性

大多数的皮疹都会随着时间推移出现又消失，但未经任何治疗的湿疹却会持续一天又一天，一周又一周，甚至数月之久。因此，任何能够随时间推移自己出现又消失的皮疹都不太可能是湿疹。

皮肤干燥

湿疹患者敏感的皮肤上会有分散的斑块，但在这一切表象之下，最根本的是整个身体都很干燥。尝试把你的手放在患有湿疹的孩子的手臂和腿部、肚子和背部周围，你会感受到皮肤干燥，甚至有些扎手。

瘙痒

如果一定要说湿疹的症状中有什么是确定的，那么一定是瘙痒。看起来像湿疹的皮疹，如果并不感到瘙痒，那么很大程度上不太可能是湿疹。这种瘙痒会明显地干扰婴幼儿的睡眠和日常生活。

多发区域

基于年龄的不同，湿疹有两种不同的表现形式可以帮助医生确诊：

婴幼儿。湿疹主要影响婴幼儿的面部、头皮，以及手臂和腿部的外表面（称之为四肢伸肌表面）。然而，这并不能代表所有的病例。一些宝宝会在胳膊和腿部的屈肌表面（肘部和膝盖后的弯曲处）出现皮疹。

手腕和脚踝也会受到影响。

湿疹几乎不会对尿布区域的皮肤造成影响，因此，在这个区域没有皮疹（普通尿布疹除外）将有助于对湿疹的诊断。

两岁以上的儿童和成年人。 在年龄稍大的这一组患者中，湿疹主要出现在屈肌表面。但不论什么年龄组的患者，都有可能在胸部、背部和腹部出现皮疹，一小部分患者还会在眼睛周围出现皮疹。

医生们对湿疹的诊断都是非常熟练的，主治医生应该很容易就能识别出皮疹的类型，并帮助你制定相关的过敏原检测和治疗方案。

关于湿疹的过敏原检测

研究表明，患有湿疹的儿童中，35% 的病例显示与食物过敏有关。和你了解的一样，对某类食物严重过敏是解决这类疾病最大的希望。因此，在湿疹刚开始被确诊的时候，就应该对此（食物过敏）更加关注。复习本书中有关食物过敏的章节，从现在开始更加关注。一小部分湿疹病例是由于环境过敏引起的，比如灰尘和宠物，这部分患者也需要进行相应的过敏原检测。对于湿疹患者是否过敏的诊断，我们采取的方式通常取决于发病的年龄和主要的营养来源。

母乳喂养的宝宝

食物过敏原检测对于年龄较小的婴儿来说并不准确。相反，通过排除食物的观察性试验是评估婴儿是否食物过敏最有效的方法。

最有可能导致婴儿湿疹的原因是牛奶蛋白通过母乳进入了宝宝体内。对于患有湿疹的宝宝，在进行任何过敏原检测之前，我们首先会让母亲在日常饮食中排除一切含有牛奶的产品。翻阅第 155 页查看如何完成以上步骤，以及第 14 章中如何排除其他高致敏食物的建议。如果乳制品是罪魁祸首，那么排除后湿疹应在几周内好转。需要注意的是，宝宝在任何年龄都可能出现食物过敏的问题，也许你的孩子过去对什么食物都不过敏，但是不要让过去的情况妨碍你现在的考量。

假如回避乳制品并没有让情况改善，鸡蛋就必须作为下一个要排查的因素，因为鸡蛋过敏与婴幼儿的湿疹有着密切关系。在此之后，还可以排查小麦和其他含有麸质的谷物。如果限制了以上食物的摄入依然不能解决湿疹问题，那么应该同时回避这 9 种高致敏食物：牛奶、小麦、鸡蛋、大豆、树生坚果、花生、鱼、甲壳贝类和玉米。

奶粉喂养的宝宝

以牛奶为基础的配方奶粉最有可能导致奶粉喂养的宝宝患湿疹。根据医生的指导，尝试不同的婴儿配方奶粉，直到宝宝不再产生过敏反应。一旦过敏原被完全清除，湿疹也将会在未来几周逐步消失，而宝宝也应该在换配方奶的第一周就出现一些变化。更多关于选择配方奶的信息参见第 156 页。

6 个月以上的宝宝

到 6 个月大的时候，过敏原检测对于那些排除了饮食中的高致敏食物，替换了配方奶粉，但湿疹仍然存在的宝宝是有价值的。如前文所述，过敏原检测在两周岁左右会更准确。然而，在中度至重度湿疹的情况下，过敏原检测可以有效地揭示婴儿期过敏的罪魁祸首。医生可以帮助你决定是进行过敏原血液检测，还是找过敏专科医生进行皮肤检测。

儿童和成人

任何没有检测过敏原的湿疹患者都应该进行过敏原检测来评估。如果你已经做了检测，但是湿疹依旧顽固，那么每隔几年你需要重复做一次过敏原检测，以排除任何新的过敏原。食物过敏不是唯一的"祸首"，动物皮屑、灰尘或其他吸入性过敏原都可能诱发湿疹，清除这些因素能够带来极大的帮助。参见第 13 章获得更多信息。

其他检测——排除引发湿疹的不寻常原因

大多数情况下，湿疹的起因很单纯，很少有特定的免疫缺陷疾病会出现类似湿疹样的皮疹。肠道寄生虫并不常见，但也可能引发湿疹。在咨询医生后，考虑进行下列检查以排除这些不寻常的原因：

血常规检查。完整的血常规检查包含了目前所有的血细胞类型，可以揭示各种免疫失调。它通常也可以用于检测贫血（与湿疹无关，但是对于年幼的孩子是一个很有价值的筛查）。也许该检测最有意义的部分是衡量了嗜酸性粒细胞的水平（一种白细胞，参见第 12 页）。嗜酸性粒细胞高可能提示存在肠道寄生虫、嗜酸细胞性胃肠道疾病（参见第 237 页）和高 IgE 综合征（参见下文"血液 IgE 水平"）等。然而，嗜酸性粒细胞高并不能作为这些疾病的诊断依据，却非常有用地暗示了慢性皮疹可能不仅仅是简单的湿疹，应该引起怀疑和重视。

血液 IgE 水平。正如你在第 15 页了解到的，IgE 是对过敏原起反应的抗体。总 IgE 水平通常包含在过敏原血液检测中，患有过敏性疾病的人比其他人 IgE 水平更高。然而有一种罕见的免疫缺陷疾病——高 IgE 综合征，其总 IgE 水平高达 2000 国际单位 / 毫升（U/ml）或以上，也有较高水平的嗜酸性粒细胞。高 IgE 综合征患者通常有慢性皮肤感染，以及其他复发性感染，如肺炎和真菌感染。确诊这种综合征非常复杂，超出了本书范围。关于这个话题更多的讨论和信息可以登录美国免疫缺陷基金会的网站（PrimaryImmune.org）。严重的持续性湿疹患者应该进行 IgE 水平和血常规检测，以便排除这种免疫缺陷疾病。

寄生虫检测（通过粪便）。生活在发达国家的人感染寄生虫的情况并不常见。一些无害的寄生虫不会导致任何的肠道症状，但会刺激免疫系统的过敏分支，从而触发湿疹。大便分析值得去做，特别是对于那些嗜酸性粒细胞高和 IgE 水平高的患者。

治疗湿疹

湿疹的治疗是复杂和多方面的。除了回避过敏原之外，也必须对皮肤进行正确和适当的护理，以减少瘙痒和炎症。但是湿疹的护理并不局限于皮肤表层，而是整个身体都必须保持健康。肠道健康对健康的免疫和过敏系统至关重要。适当的营养状况是减少炎症的关键。大脑也是需要被关注的因素，也就是说，患者需要一种压力尽可能小的生活方式。这一章我们主要关注皮肤的护理，同时，请一定结合第 14 章，学习一些关于如何调整营养和生活方式才能减少过敏和炎症的有用信息。

宝宝接种疫苗后立即出现湿疹

一些宝宝在第 2、4、6 个月接种疫苗之后会经历第一次湿疹的爆发。目前还不清楚疫苗是否引起了湿疹，因为我们发现有些未接种疫苗的宝宝在这个年龄阶段也出现了湿疹。但是不可否认，疫苗确实以人为的方式刺激了免疫系统。此外，疫苗含有可能引发过敏反应的成分，如肺炎疫苗中的大豆（第 2、4、6 和 15 个月接种）、流感疫苗中的鸡蛋（第 6、7 个月，以后每年接种），以及麻腮风疫苗（麻疹、腮腺炎和风疹的混合疫苗，1 岁和 5 岁左右接种）。疫苗中也有许多化学和细菌成分，尽管大多数宝宝对疫苗没有特别的反应，但是一小部分宝宝会产生负面的免疫反应，刺激免疫系统中过敏和炎性成分的生成。对于这部分宝宝，并不值得因疫苗提供的保护作用，而遭受持续的负面免疫反应。

在我们的诊所，如果宝宝在第一轮疫苗接种后的几周内出现湿疹，就会推迟后续疫苗的接种，特别是反应严重的宝宝。当湿疹消退之后，才能恢复疫苗接种。我们会避免使用含有大豆和鸡蛋的疫苗，直到检测结果排除了以上这些过敏原。如果中度甚至重度的湿疹持续了数月，你和医生应该决定在何时（何种情况下）恢复接种，并评估湿疹面临的风险。

皮肤保湿

控制湿疹最重要的因素就是保持皮肤的湿润。市面上有大量的保湿产品，每一个都声称自己是最好的。多年来，我们对其中的一些比较满意，但是也没有最喜欢的品牌。你需要尝试不同的产品，直到找到最适合自己和孩子的。你可能需要在一年中不停地变换保湿产品，因为一些产品在炎热多汗的夏季可能感觉更舒适，而另一些产品则在干燥寒冷的冬季效果更佳。根据需求，每天尽可能多地涂抹保湿产品，以保持皮肤光滑并防止干燥。这里有一些选择可以帮助你：

尝试最基本的保湿乳液和保湿霜。 你可以在各大药店的货架上找到各式各样的保湿产品。医生也会给你一些他认为对湿疹有效的品牌，但还是希望你能够亲自尝试，找到最合适的。

尝试天然乳液和油。 我们发现，网上商城或一些大型的健康食品店中出售的天然保湿产品，与上一条提到的产品具有类似的保湿功效，或者对某些人效果更好。这些天然产品的另一个优势就是不含大量的化学成分。这类产品的形态主要为霜、乳液、油，或者更厚的"黄油"状。有效成分主要包括乳木果油、可可油、霍霍巴油和椰子油。你每天都要使用这些产品，所以不含化学物质是一个更安全可靠的选择。

坚持每天沐浴。 医生过去经常建议湿疹患者对洗澡应有所限制，包括限制使用一些肥皂、沐浴乳，以及使用过热的洗澡水，以免进一步刺激湿疹皮肤。而现在认为，每天在不含有肥皂，温暖（不烫）的水中浸泡 15 分钟，可以有效地滋养和保湿皮肤。温暖的湿毛巾可用于面部湿疹；如果不需要浸泡全身，那么在一个盛有温水的大容器里浸泡手、脚，将会有利于手或脚上的皮疹。浸泡结束后，轻轻拍干身体上多余的水分，不要大力擦拭皮肤，这可能会产生刺激。与此同时，使用保湿产品来锁住水分。

控制湿度。对于许多患有湿疹的人来说，干燥的冬季才是最糟糕的，而另一部分人则在炎热多汗的夏季爆发湿疹。在家中尽可能地保持湿度稳定将有助于减少这类情况。购买一个湿度计，根据需求使用加湿器和除湿机，使湿度保持在 25% ~ 40%。夏季使用空调也会有帮助，冬季的时候，要注意不要让家中过热，这会使空气干燥。

多喝水。这听起来很简单，增加水分的摄入会为皮肤提供更多的水分。有些孩子在你强制他们喝水的时候会表现得犹豫不决，尝试通过水壶来持续提供大量的水，帮助孩子形成良好的喝水习惯。

避免皮肤刺激物

日常生活中的很多东西都会刺激皮肤，对于那些患有湿疹的人来说，这绝对是真实的困扰。这里有几个关键点需要我们密切关注：

注意你用的洗衣液。和那些含有织物柔顺剂和浓重香味的洗衣液说再见吧，这些化学物质对于湿疹不那么友好，干燥剂也不建议使用。可以使用专门为敏感肌肤设计的无味洗衣液，并且进行二次漂洗，以便尽可能多地清除清洁成分。

选择正确的衣物。一些人对于合成的衣物和羊毛很敏感，所以寻找有机棉制成的衣物是最好的选择。给宝宝穿轻便、宽松的长衣和长裤，可减少对四肢的抓挠。

给皮肤加点油

　　我们说的油，实际上指的是鱼类中的 Omega-3 鱼油。研究表明，这些健康的脂肪有助于减少湿疹和其他过敏性疾病。母乳喂养的妈妈应该在日常饮食中食用大量的鱼类，特别是野生的三文鱼，并且定期补充鱼油，使孩子干燥、受刺激的皮肤可以通过母乳中的鱼油得到舒缓。患有湿疹的宝宝也可以在医生的监督下直接给予鱼油补充剂。在宝宝 8 个月大时，可将野生三文鱼作为宝宝第一种蛋白质辅食。参见第 322 页的研究，了解更多关于三文鱼和 Omega-3 补充剂的益处。

　　正确的洗澡方式。除了长时间浸泡在温水中，选用正确的沐浴产品也非常重要。普通的肥皂会使皮肤更干燥，无香保湿型肥皂对于大多数人来说可能是最好的选择。使用不含化学物质的有机洗发水。对于头部有湿疹的患者，茶树油洗发水或煤焦油洗发水可以减少对头皮的刺激。

　　导致湿疹的另一个因素是洗澡水中的钙、氯和其他化学物质。最新的研究也表明，硬质水可能会使婴儿患湿疹的风险增加 5 倍。为家中的淋浴喷头购买一个滤水器，可以除去这些刺激物并且软化水质（可在网上和一些五金店购买），泡澡时通过淋浴喷头来给浴缸注水。除了过滤淋浴喷头的水，也可以考虑使用全屋滤水器，价格也会更昂贵一些。

　　减少抓挠。尽可能给孩子剪短指甲，夜间可能需要戴上连指手套、穿上袜子，以防止宝宝抓挠患处。

选择正确的防晒霜。 使用不含化学成分的天然防晒乳液。对氨基苯甲酸（PABA）是刺激湿疹的一种成分，选购时要注意。

注意游泳池。 氯并不是你的朋友。如果你或者家人是游泳爱好者，那么尝试着找一个海水游泳池作为日常活动的首选。当你在含氯的游泳池中游过泳之后，尽快用清水冲洗。

药物治疗

事实上，每个湿疹患者都会不时地需要药物治疗。最主要的处方治疗就是局部使用类固醇。抗组胺药物也是有效的，一些非类固醇抗炎疗法也会带来缓解效果。医生可能会建议你使用以下这些方案：

局部使用类固醇药膏。 虽然类固醇这个词让大多数父母听起来很可怕，但是在适当的使用条件下，这些乳霜、乳液和乳膏能够极大地缓解湿疹，也是非常安全的。温和的非处方氢化可的松可长期安全使用。药效更强的处方药物，以 1 ～ 7 的等级进行分级（1 为最强），在使用时需要医生指导。药效越强，效果也越好，但是也越有可能产生副作用（副作用参见下文）。我们强烈建议在没有看过医生的情况下，不要重复使用强效的处方药物。

第 6、7 等级的类固醇可以安全使用数月。居中的 3 ～ 5 级在需要的情况下可以使用几周。而对于药效最强的 1 级和 2 级类固醇来说，应该预留作短期使用（最多几周），以便严重的爆发得以控制。一个比较常见的做法是，医生会开一个药效较强的药膏短期使用，然后通过更温和的药膏来维持效果。请一定要清楚你或孩子目前使用的类固醇属于哪一个等级，以及医生建议使用多久。

副作用在效果最弱的类固醇中非常罕见，在中间等级中也不常见。当副作用发生时，最有可能的就是皮肤变薄或色素沉淀；不太常见的副作用包括妊娠纹、血管瑕疵（称为毛细血管扩张或紫癜）、痤疮和皮肤感染。在面部长期使用会导致嘴部周围的炎症恶化。面部、腋下和腹股沟的皮肤对副作用特别敏感，应该避免在这些地方使用强效类固醇。

非类固醇处方药膏。近期，一些品牌旗下不含有类固醇的产品被用于治疗湿疹。这一类产品在治疗效果上往往不太理想，但是，对于一部分用后疗效还不错的患者来说，它们是长期使用的好选择。这些品牌包括：爱妥丽（Atopiclair）、爱历酮（音译，Eletone）、普斯纳（EpiCeram）和明亚（音译，MimyX）。这一类产品由各种油、脂肪和其他能减少炎症并促进皮肤愈合的化合物制成。你的医生会在这些产品的选择上给予建议。

免疫抑制性药膏。他克莫司和吡美莫司是比较有争议性的两种相对较新的处方疗法。它们通过抑制免疫系统来起作用（不同于类固醇的工作机制），从而减少皮肤中的过敏性炎症。然而，早前的研究却发现，这类药膏会造成非常轻微的淋巴瘤风险。随后的研究证实了这并不是真的，但是对于这方面的担心限制了很多医生使用这一类药膏来治疗湿疹。我们在治疗的过程中，已经看到这一类药膏对患者有良好的效果，所以，当其他治疗方法效果不佳时，可以考虑这种选择。

抗组胺药物。我们曾经在第 52 页讨论过，这类药物可以用于那些湿疹不能得到有效控制，并且需要减轻日常瘙痒的患者。比如有镇静作用的苯海拉明是夜间使用的最佳选择，一些非嗜睡型药物可以选择在白天使用。在医生的指导下，症状严重的患者可以从慢性抗组胺药物治疗中获益。

湿敷。在过敏专科医生或皮肤科医生的指导下，你可以使用湿敷材料或衣服对症状严重区域湿敷。这个方法可以有效地保湿。在这些敷料上还可以放置药膏以改善吸收。但过度使用可能会对皮肤造成损害，所以这一方法仅限于在医生的指导下使用。

天然抗炎药膏。已知的几种草本植物可以减少炎症和瘙痒，包括月见草、洋甘菊、金盏花和芦荟。可以尝试这种方式，尽量减少药物治疗，不过这类产品仅对一部分患者有效。

抑制细菌侵扰

湿疹患者还面临一个特别具有挑战性的问题——金葡萄球菌的繁殖问题。研究表明，几乎每个患有湿疹的人，在湿疹皮肤损伤的区域内有大量这类细菌繁殖，而皮肤健康的人很少会受到感染。葡萄球菌分泌毒素来加剧皮肤的炎症，导致湿疹恶化。然而，持续使用抗生素会产生抗药性，同样会使感染恶化。在医生的指导下，定期口服或者局部使用抗生素是针对皮肤感染（红肿伴随皮肤渗出液体）比较有效的方式，也有助于减少湿疹的大面积爆发。医生也可能会建议你使用抗菌清洁剂（氯己定）或稀释的漂白剂来定期清洁皮肤。处方类鼻部抗生素软膏可以用来清除鼻子中的葡萄球菌，鼻子是葡萄球菌感染的常见来源。在大多数健康食品商店中能够找到一种来自新西兰的麦卢卡蜂蜜，它是一种有效的可用于局部皮肤感染的天然抗生素。在我们的诊所中，它已经开始逐步取代了常规抗生素。真菌性皮肤感染也会定期发作，你的医生会对此作出判断，并使用抗真菌的药膏进行治疗。

抗炎饮食

通过过敏原检测来改变饮食，会使得湿疹的情况得到改善。此外，遵照我们在第 14 章中详细介绍的减少过敏和炎症的饮食方法，也可以改善湿疹，即使所有食物过敏原检测结果都显示正常。如第 336 页所述，一些婴儿、儿童和成人对于低碳水化合物的饮食变化（清除谷物和乳制品），表现出更好的反应。在实践中，那些成功结合了我们营养建议的患者会得到最好的效果。

脱敏针

一些研究表明，免疫疗法可以缓解那些尘螨过敏的湿疹患者的病情。你可以与过敏专科医生讨论，特别是孩子在过敏原检测中确定对尘螨过敏的情况下。想获取更多信息参见第 296 页。

第 6 章

食物过敏和敏感：症状和检测

如今，食物过敏已经逐渐变成父母和孩子共同面临的一大挑战。一些研究表明，在过去的 20 年，食物过敏的发生率增长了 3 倍，而现在，它们影响着超过 10% 的美国人，研究无法确认这种上升趋势的原因。我们猜想这其中包含了很多因素，包括第 19 页提及的那些。食物过敏的主要因素可能是食物本身，也可能是现代社会不断发展造成的结果。食物供应中的转基因生物（GMOs）可能会改变免疫系统对普通食物的正常反应。我们每天食用的肉类和乳制品中的激素及抗生素也扮演着相同的角色，还有杀虫剂和化学添加剂。这些环境因素会改变基因对于食物的反应，对于一些人来说，这种反应就是过敏。

细究免疫系统对食物过敏（和非过敏）的反应

在第 3 章和第 4 章中，我们已经具体讲述了过敏原是如何在鼻子和肺部引发鼻过敏和哮喘的。对食物的过敏反应会影响身体的每一个器官，并且可以通过不同的免疫和非免疫途径产生。

IgE 介导的食物过敏

在这种直接的过敏反应中，一个人的免疫系统在第一次接触食物蛋白时，就会产生针对它的 IgE 抗体（通常没有明显的反应）。这些抗体附着在肥大细胞和嗜碱性粒细胞上，位于鼻腔、口腔、胃肠道、眼睛、血液，以及各种人体器官的黏膜上。当这些 IgE 抗体再次接触过敏食物时，会致使每一个免疫细胞释放组胺、白三烯、前列腺素和胰蛋白酶（参见第 16 页），从而引起肿胀、黏液分泌增加和炎症反应，并吸引更多与过敏有关的免疫细胞来到此区域。而这一反应也可以在其他系统不接触食物的情况下，通过血液传播到达身体的各个地方。比如，一个对花生严重过敏的人，在咀嚼和吞咽花生的过程中，口腔和喉咙会感到瘙痒和刺痛，肠胃也会感到不适，并发生腹泻。过敏反应在血液中迅速传播，引起其他器官也加入这场"战斗"：皮肤出现荨麻疹反应，感到瘙痒；肺部发生喘息；鼻子和咽喉可能充血肿胀；甚至主要的血管发生扩张，导致血压下降，出现休克。不太严重的过敏反应可能仅对身体的某一系统产生影响，比如牛奶过敏导致的慢性鼻塞。每一个人过敏反应的程度和症状都不同，并且是不可预测的。IgE 介导的食物过敏产生的这种差异化反应很可能是基因决定的，但是我们还不清楚为什么过敏患者之间会有如此大的差异。

非 IgE 介导的食物过敏

一些食物过敏会诱发过敏性免疫反应，但不是通过 IgE 途径。这些疾病包括乳糜泻（IgA 引起的严重麸质过敏），食物蛋白诱导性小肠结肠炎综合征（FPIES，其中的 T 淋巴细胞直接对某些食物蛋白起反应）和嗜酸细胞性胃肠炎（如嗜酸细胞性食管炎，一种由嗜酸性粒细胞而非 IgE 引起的过敏反应）。以上这些将在各部分中详细解释。

IgG 介导的食物过敏是许多结合医学实践者开始探索的一个新的领域。血液检测可以用于测量几乎每一种食物的 IgG 抗体水平。患者仅需要通过一次抽血，就可以检测上百种食物。正如你在第 31 页了解的，该理论认为，IgG 对食物的反应有延迟性，并且对食物产生的慢性免疫反应可能会对人体的健康造成负面影响。在一段时间内清除这些食物，健康状况可能会有所改善。我们相信这类检测有一定价值。因为它对于有慢性免疫失调、过敏或发育障碍的患者来说，是一种可行的选择。但是，我们也不得不承认，目前依旧缺乏研究来证明这种检测的准确性。

食物不耐受或敏感

这些食物反应并不涉及免疫系统的过敏途径。比如，IgG 介导的食物过敏（如前所述），其中一部分指的是食物敏感，乳糖不耐受（不能够消化乳糖导致的肠道症状），非乳糜泻麸质敏感（一种轻微的麸质敏感形式，乳糜泻检测结果正常），过度摄入糖分造成的极度活跃，由食用色素和防腐剂等化学物质引起的行为问题，以及由葡萄酒中亚硫酸盐敏感引起的喘息和谷氨酸钠引发的大脑兴奋。一些食物会因其化学性质而以消极的方式对身体产生影响，这种影响可以通过行为或神经系统症状表现出来。不耐受和敏感并不一定是真正的过敏，但同样值得关注。请继续阅读第 9 章，探索更多相关细节，来了解这些化学物质是如何影响我们的。

不管其机制如何，食物的反应对于孩子的健康发育和我们的生活质量都有着深远的影响。在这一章，我们将探索食物过敏和敏感的症状，以及如何开始追踪哪些未知食物会导致令人困扰的慢性症状。在随后的章节中，我们会更详细地阐释常见和不常见的食物过敏和敏感症状。

食物过敏和敏感的症状

有时候，食物过敏的反应迅速、明显，而另一些时候，它们的反应是轻微且逐步递增的。食物过敏的反应（IgE 介导和非 IgE 介导）会导致皮肤、呼吸道和肠道出现典型的过敏体征（信号）。食物敏感往往引发的是肠道、行为和神经方面的反应，以及出现一些轻微的皮疹。以下这些信号可能预示着你的孩子有食物过敏或者敏感。

皮疹

皮肤是一个喜欢"表现"过敏反应的器官，这里是一些你可能会看到的症状：

荨麻疹。这些令人发痒的、凸起的斑块中央通常是白色的，周围为浅红色。它们以各式各样的形状、大小，以及与周围肿块相连的方式出现。它们消失得很快（在一两小时之内），还可能会突然出现在身体的其他部位。发生荨麻疹是因为在过敏反应的过程中，皮下释放出的组胺将体液和其他免疫细胞带入该区域。使用抗组胺药物（参见第 52 页）可以使荨麻疹的症状在 15 ～ 30 分钟内得到缓解或者解决。

湿疹。荨麻疹是速发型食物过敏最主要的一种形式，而湿疹造成的皮疹问题则是慢性食物过敏最常见的征兆。第 5 章已经详细阐释了有关湿疹的各方面内容，在这里，我们再一次强调，食物过敏引发的湿疹值得进一步追踪。

其他皮疹。一些孩子会在脸颊或者肛门周围出现泛红的症状。另一些人则会在脸、上肢和腿部出现慢性凸起的小疙瘩（称为毛囊角化症）。耳朵发红可能也是食物敏感的一个信号。

消化道症状

肠道是表明我们是否健康的一个窗口。假如大便不再是软便和正常的条状（婴儿时期除外），那么可能意味着身体已经开始有一些不太正常。食物过敏往往会对肠道形成慢性刺激，导致大便异常。这里有一些关键的表现值得注意：

婴儿伴有水分较多的黏液便。母乳喂养的宝宝，健康的大便看起来应该像黄色的松软干酪或芥末酱。而配方奶喂养的孩子应该有深黄色或者棕色糊状的大便。不论是哪种方式喂养的宝宝，大便中都不应该有黏液或滴落的液体。抱歉，对此进行了颇具画面感的描述，但这是非常重要的信息。

婴儿伴有严重的反流或呕吐。大多数母乳或配方奶喂养的宝宝都存在反流（吐奶）的现象。对于那些反流（吐奶）之后，并未表现出难受，看起来比较正常甚至愉悦的宝宝，他们的身体状况是没有任何问题的。但是，对于那些症状严重的宝宝，就应该排除食物过敏或者敏感的可能性。另外，不寻常的反流表现可能预示着胃食管反流（GERD）的存在，这可能与宝宝对食物或配方奶敏感有关，也可能无关。更严重的是，嗜酸细胞性食管炎（EoE 或 EE）是一种与严重的食物过敏直接相关的胃食管反流变异性疾病。最后，食物蛋白诱导性小肠结肠炎综合征是一种新近发现的疾病，主要表现为婴儿食用某些食物时会发生严重的呕吐。关于这部分的内容参见第 10 章。

"幼儿腹泻"。我们把这个词用引号引起来，是因为幼儿在正常情况下不应该发生腹泻。然而儿科医学界已经将这个术语定义为许多幼儿经历的"正常"阶段。大多数的儿科医生会试着让父母不必过度担心黏液便和稀便，因为在这个年龄阶段大便呈现这样的状态是比较常见的。这个现象比较常见，就一定是正常的吗？答案是错误的。常见的其实是食物过敏。什么时候幼儿开始食用一些容易致敏的食物？我们认为，一岁以后的幼儿腹泻是一个值得深究的医学状况，直到情况得到解决。幼儿腹泻最常见的原因是牛奶过敏或乳糖不耐受，以及对麸质敏感。更多的细节参见第 7 章和第 8 章。

便秘。与腹泻相反的情况就是便秘。这种令人不舒服的情况通常是牛奶敏感所致。对于一些幼儿来说，牛奶（不太常见的情况：含有麸质的食物）可以在肠道中产生化学反应，导致结肠收缩放缓，引起慢性便秘。参见第 179 页。

周期性腹痛或腹胀。有时候，孩子的大便看起来很健康，但会抱怨自己有慢性疼痛的症状，肚子中有过量的气体，甚至感觉肚子中有什么东西在生长。对这些儿童进行食物过敏或者敏感的调查研究很重要。

呼吸和鼻腔症状

在前面的章节中，你已经对鼻过敏和哮喘有所了解。虽然鼻过敏和哮喘的主要诱因可能是在特定环境下吸入过敏原所致，但食物过敏也应该被纳入考虑的范围，尤其是在生命的早期（幼年）阶段。

慢性流鼻涕或鼻塞。牛奶过敏是这一系列症状较为常见的食物诱因。如果你的孩子（婴儿）出现了这些慢性症状，可以考虑是牛奶蛋白通过母乳或者配方奶粉被婴儿吸收所致。当宝宝一岁以后引入牛奶时，可以通过观察这些信号来判断。大豆蛋白过敏不太常见。

慢性胸闷或咳嗽。再说一次，牛奶过敏是最有可能导致慢性胸部症状的"祸首"，其次是大豆。

反复感染

食物过敏可能会加剧鼻腔和肺部的充血，导致鼻窦、耳部或胸部感染。如果你的宝宝反复生病，那么可以将食物过敏视为可能的原因。我们在实践中看到最典型的一个病例是，一个两岁的宝宝在过去一年中发生了 5 次耳部感染，但没有人意识到或许应该把牛奶从她的生活中排除出去。食物敏感，特别是麸质，会使得免疫系统变弱，同时对反复感染这些疾病"贡献了微薄之力"。

行为挑战

脾气过度暴躁、亢奋甚至出现挑衅行为都可能是食物敏感引起的。食物中的化学成分（添加剂）就是罪魁祸首：食用色素、人造甜味剂和防腐剂。精制糖在这样的情况下也是被怀疑的对象之一。再次强调，牛奶和麸质敏感也会导致这些行为。我们看到了很多被定义为有行为问题的孩子，在调整和改善饮食之后，成了一个"全新"的孩子。以下章节中将会继续讨论如何在日常生活中清除这些敏感食物，在第 226 ~ 233 页也将详细说明如何摄入不含化学成分 / 添加剂的食物。

婴儿肠痉挛

　　传统的儿科学认为，肠痉挛与饮食无关，仅仅是因为消化系统和神经系统的不成熟所致，最终将随着时间的推移而自愈。而大多数现代的儿科医生，包括我们这些处于不断实践中的儿科医生，对此却有不同的意见。因为我们已经看到了当食物过敏或食物敏感被确诊的时候，无数肠痉挛病例得到解决。关于这部分内容可以参见第 10 章。

语言和其他行为发育缓慢

　　随着美国儿童发育迟缓不断增加，寻找其中的原因已成为儿科实践的首要目标。在我们与这些家庭不断接触的过程中，发现其中一个原因就是对麸质和牛奶敏感。在一些易感儿童中，这些食物被不恰当地消化成类似吗啡化合物的蛋白质，从而抑制大脑和肠道的正常功能。关于这一理论的更多细节参见第 179 页。

食物过敏和敏感的检测

　　正如在第 2 章了解到的，目前有很多种检测方法可以评估食物过敏和敏感：包括皮肤检测、食物过敏 IgE 检测、食物敏感 IgG 检测，以及一些其他的方法。医生会指导你何时进行检测，以及需要哪种形式的检测。决定进行检测时，必须考虑很多因素，也要选择何时、如何进行检测：

年龄

不满一岁的婴儿。这个年龄阶段的过敏原检测结果并不是那么准确。比如，宝宝可能对牛奶过敏，但检测的结果却没有显示出牛奶过敏。而另一方面，当检测的结果呈阳性时，一般来说这个结果是准确可靠的。如果清除常见过敏原一段时间后，宝宝的症状依旧未得到改善，就有必要预约进行过敏原检测。

一岁以上的幼儿。相比皮肤点刺试验，血液检测是幼儿比较容易接受的方式。通过一次抽血即可检测多种过敏原。

更大的儿童和成人。过敏专科医生提供的皮肤检测在准确性方面会有微弱优势。当孩子的年龄足以完成一整套皮肤检测程序时（参见第 27 页），皮肤检测可能是最好的选择。如果你倾向于预约医生进行血液检测，也是一个很有意义的开始。

症状类型

你应该选择哪种过敏原检测方法，取决于接受评估的症状类型。

常见的过敏症状。如果你正在尝试寻找引发过敏症状（如荨麻疹、湿疹、鼻腔或呼吸道症状）的食物，血液 IgE 检测或皮肤检测都是行之有效的方法。

行为症状。食物敏感的血液检测（IgG 检测和麸质不耐受检测）是确定哪些食物可能引起行为反应的最好切入点。然而，IgG 检测的可靠性并不确定。通过观察并清除某种食物，以及重新引入该食物，是追踪真正"元凶"更可靠的方法。我们将在后文中继续讨论。

反复感染。为了检查哪些食物可能是引发反复感染的原因，以下几种检测可能有用。IgE 血液检测或皮肤检测能够帮助我们确定哪些食物会导致鼻塞和呼吸不畅（可能会导致感染），食物敏感 IgG 检测和麸质不耐受检测（参见第 31 页）能够评估哪些食物可能会抑制免疫系统。

消化道症状。消化道的症状可能是由于食物过敏和食物敏感同时导致的，IgE 和 IgG 血液检测，配合麸质不耐受检测是比较适合的方法。

症状的严重程度

在开始进行昂贵且有一定创伤性的检测之前，请先对过敏的症状进行评估，以判断是否需要检测。对于只有间歇性出现并且属于轻度症状的患者，可能不需要立刻检测，因为仅有轻微症状可能不会呈现阳性的结果，可以考虑延后检测，除非过敏症状长时间持续或加重。

症状的持续时间

如果症状刚刚出现，那么你更有可能在不需要任何检测的情况下推导出引起症状的原因。比如，你可能刚刚为孩子引入了新的食物——牛奶。反之，对于那些症状持续了很多年的人，是不太可能直接发现诱因的，所以过敏原检测就需要纳入考虑范围。

季节性症状

如果你的症状总是一年又一年在同一个时间段出现，并且在一年中的其他大部分时间都没有任何症状，你很有可能是花粉或霉菌过敏，不一定需要进行食物过敏原检测。假如你的症状不符合季节性出现这一特点，并且症状已持续多年，检测可能会对找出过敏原有所帮助。

观察法（不检测）

有些时候，你可以在不检测的情况下推断出过敏或敏感的原因。食物过敏原检测对于年龄较小的孩子来说，准确度会有所降低，所以，这可能并不是一开始最适合的方法。以下是一些我们在诊所经常遇到的情况，在检测之前，应该尝试清除那些可能引起过敏的"食物肇事者"：

婴儿肠痉挛或胃食管反流。婴儿肠痉挛和反流现象更有可能是由于宝宝对母乳或配方奶中的牛奶过敏或敏感，除非证实有其他可能的因素，我们很少会对婴儿进行过敏原检测。最好的"检测"是清除母亲饮食中可能致敏的食物（牛奶或前面列出的含麸质的食物）或替换配方奶。以上现象持续数月没有改善时，IgE 皮肤或血液检测可以作为备选方式之一。参见第 10 章，获取更多关于如何解决肠痉挛和胃食管反流的信息。

婴儿和儿童湿疹。湿疹也可以采取相同的方法。首先清除可疑食物，接下来可以通过 IgE 皮肤或血液检测，以及麸质不耐受检测来对顽固病例进行分析。

婴儿和儿童鼻过敏和肺部过敏。这些情况并不常见，一旦发生，就会非常麻烦。牛奶再一次成为最可疑的对象。家庭中的吸入性过敏原（灰尘、霉菌、宠物皮屑）也应该被考虑其中。清除可疑过敏原之后情况未得到改善的患者，过敏原 IgE 检测可能会有所帮助。

婴儿和儿童肠道症状。牛奶应该是首先被清除的食物。如果情况没有得到改善，下一步可以考虑清除含有麸质的食物。如果症状持续，可以考虑为非过敏原因所致（参见第 10 章）。食物过敏 IgE 检测和食物敏感 IgG 检测，以及麸质不耐受检测会帮助找出原因。

幼儿和儿童行为问题。首先清除牛奶。如果没有得到改善，清除麸质食物。你可以发现，清除这两种食物是一个最常见的主旨，因为这两种食物是导致儿童出现这些问题最常见的原因（复习第 130 页告诉自己这是为什么）。假如挑战还在继续，就应该进行食物敏感 IgG 检测和麸质不耐受检测。

反复的耳部和鼻窦感染。我们发现，牛奶过敏是导致耳部感染、频发感冒和鼻窦感染的最常见原因。短期内可通过清除乳制品来观察孩子的情况是否好转，是否需要立刻进行检测。如果情况没有得到改善，可以考虑进行食物过敏原 IgE 检测。

哮喘。一旦孩子被诊断患有哮喘（肺部过敏症状持续或复发就足以诊断），则应该进行过敏原 IgE 检测（血液或皮肤检测，二者择其一），而不是继续揣测过敏原。

检测结果正常就意味着不过敏或不敏感吗？

答案是否定的。如果一个人过敏，过敏原检测可能会显示出对过敏原的阳性反应，但是，该患者却有可能没有过敏症状显现出来。如果一个人对某种食物或其他过敏原有明显的过敏反应，并且在重复接触的情况下能够再次看到该反应，就被认为是过敏。但过敏原检测却可能没有确认（或否认）这一事实。食物敏感也是如此；如果一个人对某种食物产生的负面反应始终如一，回避食物后，反应就会减弱，那么不管检测结果如何，他都对此食物敏感。

我们看到人们经常会被一种常见的现象误导。这种情况经常出现在具有明显的过敏反应的儿童或成人身上，他们寻找医生进行检测，检测结果却显示完全正常，并且医生会告知他们并没有过敏。这一类情况通常也会发生在食物敏感的时候，一个人猜想自己对麸质敏感并进行了检测，但是得到的结果却显示完全正常，医生就会根据结果宣布他并非麸质敏感。

对于医生而言，一个解释过敏或敏感检测结果呈阴性（或正常）的正确方式是：检测的结果并没有显示出你对什么物质过敏或者敏感，但是基于症状，你可能是对这种物质过敏或敏感。让我们继续探索可能导致这一切的原因，并考虑清除最有可能引起这一切的食物来观察未来情况是否会有所改变。

食物成分过敏原血液检测

这是一项新技术，有助于预测未来可能出现的反应。赛默飞世尔公司的 ImmunoCAP 过敏原检测系统（分子过敏学）是第一个可以提供这类检测（包括花生、鸡蛋和牛奶）的实验室，我们相信在不远的将来，对于其他食物的检测也将会逐步实现，同时，其他的实验室也会开始提供类似的检测。成分检测衡量的是食物中特定蛋白质的免疫反应，而不是整个食物。检测的结果可以预测：这个人是否仅仅对食物的原始形态有过敏反应（但对已加工过的食物呈现耐受），反应的严重程度，以及随着年龄的增长是否可以脱敏。这些信息能够让你知道，在面对这些食物时是否应该多加注意。咨询你的医生关于成分检测的问题，可参见第 7 章和第 9 章关于牛奶、坚果及鸡蛋过敏原检测的内容。

食物激发试验

过去，医生主要依靠父母观察孩子对食物的反应，以及过敏原检测结果作出诊断。新的指导原则呼吁医生需要作出更准确的诊断，因为诊断（如诊断为食物过敏）会对患者的生活产生重大影响，这一影响可能会持续数年甚至数十年。仅仅依靠过敏原检测呈现的阳性结果不足以确诊，因为有些人在检测过程中会显现出对某些食物具有 IgE 抗体反应，但在食用的过程中不会产生任何可感知的过敏反应。我们将这种现象称之为敏化作用；即一个人对某些特定的食物有 IgE 抗体，但是 IgE 不会引发出现症状的免疫级联反应。因此，那些对食物敏感，却不会表现出过敏症状的人就常被认为对该食物不过敏。

为了能够更清晰准确地作出诊断，过敏专科医生通常会在诊所进行食物激发试验。患者应在规定的几周内避免食用可疑的食物，在此期间停止服用抗组胺药物，并且基本没有过敏症状。在诊所进行试验的一小时时间里，通过逐步增加食用该类食物来观察身体的反应。如果出现了过敏反应，医生的诊断成立；如果没有反应，则意味着患者有敏化作用，不一定是过敏。

食物激发试验主要用于确认对食物的即时过敏反应，这项试验在评估慢性行为问题和肠道反应时不具实用性。一些过敏专科医生会因为患者在诊所试验期间没有显现出任何过敏反应而忽略了过敏的可能性。此外，如果一个人在接触可疑的致敏食物后具有明显的过敏反应，那么就没有必要冒着过敏的风险重复这一试验。这类试验只有在真正必要的情况下才需要进行。

预防食物过敏

任何新手父母都希望可以预防孩子对食物过敏，特别是已经出现了过敏症状的家庭，你可以通过实施以下措施改变现状：

延长母乳喂养时间

众所周知，母乳喂养有助于预防所有的过敏性疾病，孩子母乳喂养的时间越长，效果就越好。美国卫生部建议母乳喂养至少到一岁，世界卫生组织则建议母乳至两岁，甚至更久。我们更同意后者的观点。研究还表明，如果宝宝在母乳喂养期间引入麸质，最终发展成乳糜泻（严重的麸质过敏）的风险会降低。此外，最新的研究还提出，持续母乳喂养超过 3 个月甚至更久的孩子，在之后引入牛奶时（通常推荐一岁以后），可降低牛奶过敏和其他食物过敏的风险。母乳中的免疫成分有助于孩子的肠道耐受致敏食物。

母亲食物过敏

对特定食物过敏的女性，会自然而然地回避进食该类食物。这一过程包括了孕期和哺乳期。在中度甚至重度过敏的情况下，我们对此表示赞同。然而，这个做法有一个缺点：意味着发育中的宝宝不论是在子宫中还是通过母乳，都不会接触到该食物。早期接触食物中的蛋白质实际上有助于婴儿的免疫系统对该类食物形成耐受。中度甚至重度过敏的母亲必须避免该类食物可以理解，宝宝也将默认不会暴露于其中，直到他开始直接食用该食物。然而，如果母亲食物过敏和敏感的症状比较轻微，在孕期和哺乳期定期摄入这些食物，让孩子的免疫系统能够有所接触，对于孩子来说可能是有利的。一些研究表明，母亲在孕期定期食用一些高致敏食物，比如坚果、小麦和乳制品，实际上可以减少孩子对于该类食物过敏的概率。母乳喂养过程中，母亲避免进食牛奶已被证实会增加孩子之后牛奶过敏的风险。

如果母亲对于食物的过敏反应呈中度甚至重度，可能会倾向于避免给孩子此类食物。这看起来可能是不错的选择，然而，也应该在适当的年龄，细心大胆地引入此类食物（参见下文"在适当的年龄引入相关食物"）。如果孩子的过敏属于遗传性的，那么首次接触致敏食物的年龄可能并不重要；因为无论你做什么，过敏都会发生。但如果遗传成分不存在或遗传风险处于临界状态，早期接触这类食物可能会预防过敏。大多数研究表明，延迟将易致敏食物引入日常饮食会增加后期过敏的风险。虽然这方面的研究尚不明确，但是完全避免给儿童提供任何家族过敏的食物的旧建议已经被认为并不适合所有的案例。

父亲或兄弟姐妹食物过敏

假如父亲或家族中另一个孩子过敏，整个家族就会很自然地对之后每一个孩子避免提供该类食物。相反，母亲在孕期和哺乳期应该食用这些食物，并且小心谨慎地在适当的年龄（参见下文）引入该类食物以帮助孩子产生耐受。但也应该注意，如果发生任何反应，就要停止进食该类食物。

在适当的年龄引入相关食物

我们想让你知道一个小秘密：医生并不是无所不知的。如果一定要说哪个领域我们真的不确定，就是食物的引入。目前，对于婴儿食物何时引入、引入什么，以及如何引入有着许多不同的观点，却没有任何人确切地知道答案。这是因为很少有研究来对比和考察不同喂养理论之间的差别。但是，我们也并不是全然无知。以下是一些我们知道（或者说认为自己知道）的信息，可以帮助你在给宝宝引入新食物的过程中作出最佳选择：

何时引入。这是一个有趣的问题，一些研究表明在 4 个月的时候引入新食物有助于预防过敏，而其他研究则表示应该等到宝宝 6 个月甚至更大的时候引入食物。所以，到底谁才是对的呢？大多数专家认为 6 个月是合适的时间，我们也对此表示赞同。一些有多种食物过敏的家庭会倾向于延迟引入固体食物，时间可能长达一年。因为母乳在第一年会提供宝宝必需的营养，固体食物并不是严格意义上的必需品，这时候，延迟固体食物的引入，是安全的。但是，研究也并没有证实，延迟引入固体食物能够提供任何保护性的益处，并且一些有关麸质的研究报告还指出，推迟到 7 个月之后引入麸质可能会增加后期麸质过敏的风险。

引入什么。主流的建议认为，最初应该引入米粉及一些温和的食物，比如香蕉、红薯和苹果泥。然而，这一观点其实没有科学依据。实际的情况是，婴儿可以接受任何水果和蔬菜（牛油果是我们的最爱）。一些人认为蔬菜应该在水果之前引入，这一观点也没有被证实。米粉具有一定的营养价值，但是含有较高水平的碳水化合物，可能并不是最健康的首选食物，我们已经不再把它作为首选推荐。

拉开食物引入的间隔。引入固体食物时，请一次从一种食物开始，并且每一种食物持续几天，再引入下一种。在引入食物的前几周应该注意食物的过敏反应。如果在第一个月并没有看到任何食物过敏的信号，那么在接下来的几个月就不必如此"小心翼翼"。你的孩子可以在任何时候享受任何新的食物，且不必再注意引入新食物之间的时间间隔。

大步向前。在第 6 ～ 9 个月，宝宝可以享用任何蔬菜和水果，而且不必都是泥状。尝试让宝宝自己握住并啃咬整个水果和蔬菜。这样做的目的是为了向宝宝传达食物有不同性状、大小、质地和味道。婴儿的食物应尽量避免袋装或罐装食品，新鲜的食物可能是更好的选择。可以食用谷类食物，但谷类不能提供足够的营养。当你选择谷物的时候，可以选择一些更具营养价值的：比如藜麦、苋菜籽、火麻籽和其他一些天然谷物。由于固体食物不是营养的必需来源（至少在第一年，母乳将提供较为全面的营养），所以宝宝在喂食过程中真正吞咽了多少不是最重要的。吃东西对于他们来说，应该是有趣、愉悦的。

在 9 个月的时候，宝宝的饮食可以扩大到包括所有的肉类、鱼、蛋、豆类、浆果和几乎所有的东西。事实上，宝宝唯一在 1 岁之前不可以吃的是蜂蜜，会导致肉毒杆菌中毒。有人争辩说，我们不应该在 1 岁以前喂食花生和甲壳贝类，但是没有研究证实这种观点。几乎所有的专家都同意一个观点，即当宝宝超过 1 岁时，所有的食物都应雨露均沾，不应该对进食的食物有所限制。

过敏食物。这里有一些关于什么时候可以安全引入八大过敏食物的基本指导原则。你将在下文中读到，一些研究支持在较早的年龄引入这些食物。如果家庭中存在任何特定的食物过敏情况，引入之前请咨询医生：

• 乳制品：可以在 9 个月的时候引入奶酪和酸奶，牛奶可在 12 个月时引入。

• 小麦：小麦可于 9 个月时引入，但不可过量。提供给宝宝各种各样的谷物（藜麦、苋菜籽、火麻籽、燕麦、小麦、大米、玉米），以防止过量摄入某种单一食物。不要在这个时期给宝宝大量的面包、米粉、意大利面和其他谷物食品；每隔一天提供一小份最合适。对于有乳糜泻患儿（严重的小麦或麸质过敏）的家庭，一些研究表明，在 6 个月左右引入谷物会更好地诱导免疫耐受（参见第 185 页）。

• 花生：最具代表性的建议认为，等到宝宝 1 岁左右方可引入花生。然而，你将在第 213 页关于花生过敏的部分发现，引入花生酱较早的国家（大约在 6 个月的时候）对于花生过敏的概率也较低。9 个月可以考虑作为引入的时间。

- 树生坚果：可以放心地在 9 个月的时候以坚果酱的形式给宝宝引入。

- 鱼：这类健康的食物应该在 9 个月左右引入。

- 甲壳贝类：作为预防措施，可推迟引入这类食物直到宝宝满 1 岁，这类食物对于宝宝来说并不是必需品。

- 鸡蛋：可以在 9 个月时引入。

- 大豆：适量的大豆食品可以从 9 个月开始引入。

以上只是最基本的指导原则，可以根据医生的建议及家庭的需求适度调整。我们相信，进一步的研究将在未来几年提供更好地指导。一些在 2014 年发表的研究已经透露了许多有趣的发现：

- 母乳喂养少于 9 个半月会增加患哮喘的风险。

- 早期引入牛奶（平均两个月的时候）会增加患湿疹的风险。

- 在 4 个月时，引入以玉米、大米、小米和荞麦（有趣的是，这类食物不含麸质）为原材料的谷物食品作为最初的辅食会增加患湿疹的风险。相反，在 5 个半月引入含有麸质（小麦、燕麦、黑麦或大麦）的谷物，降低了鼻过敏、湿疹和哮喘的风险。

- 在 11 个月之前引入鸡蛋会降低哮喘、鼻过敏和湿疹的风险。

- 在 6 ~ 12 个月引入鱼类可以预防过敏和哮喘。相反，早于 6 个月，以及延迟至 12 个月之后引入鱼类会增加哮喘的风险。

多样性。研究表明，在第一年尽可能丰富日常饮食可以降低哮喘及食物过敏的风险。因此，父母应尽可能给宝宝提供多样化的食物，而不仅是宝宝喜欢的那几种食物。

避开所谓的"儿童餐"。 孩子们都喜欢吃炸鸡块、奶酪意面、比萨饼、烤奶酪三明治和炸薯条。我们强烈建议在幼儿时期尽量避免在家中尝试这些食物。因为孩子们往往会迷上这些食物，拒绝尝试其他食物。这些食物中的小麦和乳制品含量超出了正常所需，更不用说所含的碳水化合物了，对于任何人来说都是不健康的。在婴幼儿早期应该建立良好的饮食习惯，并通过健康的食物塑造孩子的味蕾。

避开充满噱头的"幼儿零食"。 相信你在任何一家超市都会看到货架上布满了各式各样的幼儿零食，即使在保健食品商店也不例外。想象一下，小小的袋子中装满了蔬菜泡芙、水果条、入口即化的酸奶溶豆，以及各种水果或蔬菜。虽然这些食物本身（内在）并没有什么不健康的地方，但我们担心的是，它们可能会干扰孩子们对天然食物的喜好。不可否认，孩子们喜好这些食物，也喜好糖果，但这并不意味着我们每一天都要给他们提供。坚持只给婴幼儿提供新鲜、天然且未经加工的食物，可以更好地塑造他们的味蕾，让他们享受天然的抗过敏和抗炎食物，这部分内容将会在第 14 章中提到。

过敏的研究会随着时代不断演变，如果你的家庭有食物过敏史，最好的方法就是询问医生，以便获取最新的过敏知识。

清除可能造成过敏和敏感的食物

你也许已经观察到孩子（也可能是你自己）食物过敏或者敏感的症状，也许已经回避进食一些常见的致敏食物来进行初步的筛选，又或是已经进行了过敏原检测并明确了特定的食物过敏原。那么现在，准备好继续向前吧，改变孩子和家庭的日常饮食，努力应对食物过敏和敏感。这是一个庞杂的过程，起初可能会是一个令人生畏的问题。但是，它却能够让你的家庭健康状况变得更好。本章的内容仅仅是介绍如何正确地开始这最艰难的第一步。在随后的章节中，我们会阐释更多关于每一种食物过敏和敏感的细节。你还可以运用本书中的信息来完善你从医生那里获得的建议。让我们一起行动起来吧，解决孩子和家庭中的食物过敏和敏感问题。

第 7 章

牛奶过敏和敏感

从小，我们便听着一句口号长大："喝牛奶，身体好"。这也演变成一句时髦的广告语，"今天你喝奶了吗？"如今呢？仍然过着以奶为主的生活？这些广告宣传突出了牛奶是当代饮食不可或缺的组成部分，对于许多国家来说，的确是这样。众所周知，人类婴儿依赖母亲的乳汁成长，母乳也是大自然赋予宝宝的最佳营养品。无法哺乳的家庭采用配方奶喂养，模仿母乳的配方奶是以牛奶为配方，尽管如此，也无法与母乳保持一致。而我们也知道，动物同样依赖本物种的乳汁成长。所有哺乳动物在早期大脑与身体迅猛发育的过程中，都需要这样高热量、高蛋白、富含营养且健康的含糖食物。奶确实是地球上所有哺乳动物的营养基础。

过了婴儿期的孩子呢？幼儿期的孩子真的需要喝牛奶吗？牛奶对每个人的身体都有益吗？人类应该喝其他动物的奶吗？我们应该像大多数美国家庭一样，一如既往地每餐给孩子来一杯奶吗？这些问题非常有趣，但答案是肯定的也是否定的。肯定的是，对没有牛奶过敏或敏感的人来说，奶可以作为他们日常饮食的一部分，也为他们提供了钙和蛋白质的健康来源。全脂奶是（离乳后的）幼儿获取脂肪的优质来源，特别是在那些挑食的日子里。而酸奶和奶酪富含益生菌。黄油、酸奶油、冰淇淋、淡奶油，还有我们咖啡上的奶油，没有了这些看似不可或缺的食物，我们该何去何从？西尔斯家族世代享用牛奶和乳制品，似乎没有人对此敏感或过敏。

然而，我们相信喝牛奶在本质上没什么必要。幼儿可以从均衡的饮食中获得所需的营养，包括水果、蔬菜、肉、鱼、坚果、鸡蛋、豆类、谷物，以及其他食物。而牛奶并不需要成为日常饮食之一——我们可以把它看作一个选择，如果孩子喜欢，那就喝吧，但注意他是否过敏或敏感。如果孩子不喜欢，没有理由强迫他，那就不喝了。生活中，还有许许多多获取钙、脂肪和蛋白质的非乳制品来源，而孩子也喜欢。

我的孩子并不是每天都喝牛奶。需要牛奶时，我们会喝，比如用牛奶来泡谷物，以及用来配自制的巧克力脆饼。大孩子有时候会这里喝点奶那里喝点奶。但是我们从没把牛奶作为每天家庭饮食的一部分，我们的孩子更喜欢喝水。

然而，令人惊讶的是，你会从医生、营养师和其他医疗人员的口中听到每天需要喝 3 杯奶这样的建议，似乎奶是人体营养不可或缺的一部分，没人能离得开它，这项建议并没有科学依据。我们相信，喝牛奶的习惯在社会中根深蒂固，是因为有好的广告宣传，而不是基于什么研究结果。

所以，如果你和孩子喜欢喝奶，那就喝吧，但不要强迫。而在调查食物过敏及敏感的时候，应当首先考虑牛奶。

为什么牛奶可能会对身体不好？

牛奶过敏，正如本章接下来要讨论的，不是牛奶唯一的潜在问题。我们的社会允许加到常规牛奶中的物质，是有损健康的。这里说的物质指的是农药、抗生素和生长激素，它们可能造成巨大的危害，尤其是对成长发育中的婴幼儿。接下来，说说我们的担忧：

农药

在美国，和供给人类的食物一样，大多数的奶牛被投喂的是青草、谷物等含有农药的饲料。这些农药进入牛奶中，潜伏在我们的餐桌上，也混进了孩子的身体里。一份 2004 年美国农业部的报告中指出，30% 的非有机牛奶农药水平显著。经众多研究证实，农药可导致癌症、先天性发育障碍、过敏和神经系统疾病，这是众所周知的事实。而这些农药却在允许之列，正是因为社会乐观地认为，存在于我们饮食中的农药水平微乎其微，不会造成巨大的危害。但我们不认同这一点。

生长激素

为了促进牛奶的产量，提供常规牛奶的奶牛在饲养过程中会被注射生长激素。常用的生长激素共有 6 种，其中最糟糕的是被命名为 rBST 和 rBGH 的转基因激素。这些激素因为可能引发癌症在大多数工业化国家被禁止使用，却早在 1990 年就进入了美国乳制品市场。市面上已经有众多关于这些激素的报道。因此，在美国，许多奶农已经不再在奶牛身上使用这些激素。但不幸的是，它们在某些时候仍然被使用。尽量找标有"不使用 rBST（或 rBGH）"的产品。但我们必须指出，这些标签并未说明常规牛奶中不使用其他激素。确切地说，在购买牛奶时，有机奶才是避免生长激素的最安全选择。

抗生素

为了防止感染，抗生素通常会使用在奶牛、鸡和其他食用动物上。不幸的是，微量的药物会进入牛奶中。研究发现，抗生素的暴露与过敏性疾病息息相关。这也再次说明了为什么有机奶才是最佳选择。

所以，如果你的家庭有喝牛奶的习惯，强烈建议购买有机奶。同时，必须保持警惕。你需要确保使用的所有乳制品都是有机的，包括酸奶、奶酪、黄油、冰淇淋，等等。我可以这么说，几乎没有人能百分之百全部选择有机产品。但我们仍然要意识到，婴幼儿暴露在这些化学物质下会导致过敏性疾病。

如何诊断牛奶过敏和敏感

诊断牛奶过敏和敏感的过程有 3 个步骤：识别症状、过敏原检测、进行排除试验，从而观察是否有所改善。

牛奶过敏和敏感的具体症状

在第 6 章，我们已经了解了食物过敏和敏感的一般症状。这里，我们概括一下牛奶过敏最常见的具体症状：

鼻塞和呼吸不畅。 不因疾病产生或不随季节变化的慢性症状很可能是牛奶过敏，哮喘便是其中之一。

肠道症状。 经证实由其他原因造成除外，长期大便有黏液应归因于牛奶。另外，由于牛奶蛋白的化学敏感性，牛奶也是造成便秘的常见原因。

耳鼻反复感染。 这一症状常见于从 1 岁开始喝牛奶的宝宝。牛奶过敏会触发这些感染，接着会导致抗生素的滥用。持续的过敏和抗生素的使用是一个双重打击，将极大地影响肠道和免疫系统的健康，以及延长反复感染的周期。

皮疹。湿疹和其他慢性皮疹也是牛奶过敏的一个症状。

行为反应。对牛奶敏感可能引发婴儿肠痉挛，幼儿脾气暴躁、叛逆或多动。

牛奶过敏和敏感的检测

相信你在第 6 章已经对食物过敏的检测方法有所了解。针对牛奶的检测有以下几项：

牛奶 IgE 血液检测和皮肤检测。这两项检测对于年龄大的儿童和成人非常准确；但对于婴幼儿，即使有过敏表现，检查结果也可能呈阴性。任何年龄段的儿童长期出现典型的（鼻、呼吸道、肠道和皮肤）过敏症状，我们一般都会安排 IgE 食物过敏原的血液检测。如果血液检测结果没有参考价值，将会请过敏专科医生进行皮肤检测。

牛奶成分 IgE 血液检测。如果过敏原皮肤或血液检测结果对牛奶呈阳性，则可以对牛奶的成分进行更准确的血液检测，该检测能确定你对哪一种牛奶蛋白过敏。参与过敏的主要涉及以下 3 种牛奶蛋白：乳清蛋白、乳球蛋白、酪蛋白。乳清蛋白及乳球蛋白具有热敏性，煮熟后这些蛋白会分解并失去大部分致敏的性质。对于只对这两种蛋白过敏的人来说，一般可以进食煮熟后的含奶食物，并有可能随着年龄的增长而脱敏。实际上，约 80% 的过敏儿童到青少年时期便不再对牛奶过敏。另一方面，即使煮熟后，酪蛋白仍会引起过敏反应，并有可能导致终身过敏或敏感。进行该项详细的检测可在未来几年指导你选择饮食和重新添加过敏食物。

牛奶 IgG 血液检测。在牛奶敏感或迟发型过敏的情况下，这项检测可以帮助你了解，牛奶会不会引发慢性过敏性疾病、行为问题，或发育迟缓。该检测在宝宝出生后第一年进行并不准确，在 131 页也已经讨论了这项检测在儿童和成年人中存在的不确定性。我们更倾向于在一些患有慢性疾病的儿童身上进行该项检测。

牛奶尿液肽检测。一小部分人不能正常消化牛奶；一些难消化的牛奶蛋白具有和吗啡相似的结构，会产生类似药物的作用。麸质也有相同的问题，在第 179 页我们将对此深入解释。这种类似吗啡的牛奶蛋白可以通过尿液检测。尿液中高浓度的肽可考虑为对牛奶的化学性质敏感，产生肠道症状（尤其是便秘）、行为问题，或发育迟缓。我们的经验是，大部分怀疑有牛奶敏感的儿童在这项检测中结果呈阳性。但我们并不经常使用这项检测，因为它的准确性还未得到主流医学研究的证实。相对而言，牛奶排除试验更准确。

乳糖不耐受的检测。除了牛奶过敏，小肠内缺乏用于消化乳糖的乳糖酶的人会产生乳糖不耐受。未经消化的乳糖在肠道中发酵，产生气体，引起腹痛、腹胀和腹泻。检测乳糖不耐受的方法有三：一是血液检测，但不是十分准确；二是粪便酸碱性分析，这是最容易进行的检测，特别是对儿童；但最准确的是氢呼气试验，这项检测需要在医院实验室里进行，对呼出的空气中升高的氢气浓度进行分析，该氢气由未消化的乳糖产生。

排除和观察试验

过敏专科医生普遍认为诊断食物过敏或敏感最准确的方法是观察进食反应，看排除某种食物时，反应是否消退；而重新添加该食物时，反应是否复发。

记录食物日志。写下引起食物过敏和敏感的具体症状和问题。记录第一次进食的日期，以及每天对症状的观察。好记性不如烂笔头，有力的数据有助于更清晰地诊断。

排除试验。排除所有奶源，参见下文"其他与奶相关的食物"。排除后，可能会立即看到成效，也可能需要几周的时间才观察到有所改善，具体时间因人而异。当你看到成效时，可以考虑孩子（或自己）对牛奶过敏或敏感。这时候，在饮食中完全排除牛奶至少 3 个月，让免疫系统得到恢复和调整，会让效果更显著。利用这段时间来确认这些改善确实是持续有效的。

激发试验。是否可以重新添加牛奶取决于症状的严重程度，以及对排除试验的反应。如果过敏或敏感开始时很严重，在排除牛奶期间改善明显，那么你就不需要激发试验。如果你不确定是否因为排除牛奶而带来了这些改善，那可以尝试重新添加牛奶，看症状是否复发。不管结果如何，这有助于确诊。另外，请务必在你的食物日志上记录这些进程。

你不需要一直在饮食中严格排除牛奶。一旦确诊过敏且排除牛奶数月，便可以谨慎地尝试一些最不容易引起过敏的乳制品，看看你（或孩子）是否已经对它们耐受。许多牛奶敏感或过敏的人（参见以下）对酸奶、奶酪、开菲尔和生鲜乳耐受，而有的儿童吃了加工食品里的牛奶也没问题。把一切交给时间吧。

其他与奶相关的食物

许多食物来源于牛奶：主要有酸奶、奶酪、黄油、奶油和冰淇淋。牛奶和乳制品也是大多数烘焙食品的原料，比如面包、蛋糕和饼干。冷冻、罐装和脱水食品往往含有奶粉或牛奶蛋白（乳清蛋白和酪蛋白）。还有其他动物的奶，比如山羊奶和骆驼奶。我们建议你在排除试验的最初几个月，为了达到最佳成效，排除所有奶源。

有些人对牛奶敏感或过敏，但对酸奶和奶酪耐受得相当好。这些发酵的食物降低了过敏的可能性。而骆驼奶和山羊奶相对较少引起过敏反应，一些对牛奶过敏的人可能会对此耐受。有的人甚至对有牛奶的烘焙食品耐受。最后，过敏的人进食生鲜乳可能不会引起反应，生鲜乳以一种天然的形式存在，因而一般耐受性良好。实际上，不断试验，不断从失败中总结，加上详细的食物日志，会为你解答以上的问题。

如何平衡没有牛奶的饮食

对于一些家庭来说，牛奶在饮食中已经根深蒂固，他们根本无法想象没有牛奶的生活是什么样的。大多数幼儿都挑食，而牛奶看似是唯一能养活他们的食物。零食和学校午餐经常以乳制品为基础，而且你也不希望孩子感觉到自己和其他孩子"不一样"。那外出就餐，品尝那些用奶做的甜点怎么办？你的咖啡上缺少了那层奶油也无法想象。没有人希望生活中没有牛奶，除非是必须而为。但如果你和医生确认有家庭成员对牛奶过敏或敏感，那就需要接受没有牛奶的饮食。好消息是：正如你刚刚了解到的，有些人只对纯牛奶不耐受，对许多其他形式的乳制品均耐受。所以，当你最初进行排除试验的那些日子，严格排除一切奶源是最艰辛的。接着，你可以尝试某些最不容易引起过敏反应的乳制品，比如奶酪和酸奶，看看是否耐受。

那如何安全地排除牛奶和乳制品，而不会有损家庭成员所需的营养，也不会限制我们的生活呢？以下是我们按照孩子的年龄段列出的一些建议。

1 岁以下的宝宝

如果你是一位母乳妈妈，需要在饮食中排除所有奶源，也不能向你的宝宝提供含奶的固体食物。你可能需要两三周的时间来观察宝宝是否有改善，因为这时候你的身体和母乳中已经不存在牛奶蛋白了。参考后文（"1 岁以上的孩子"）的建议，保证你的饮食营养均衡。请不要放弃母乳；宝宝正在经历人生中的一个艰难时期，与食物过敏和敏感作斗争。持续的母乳喂养（同时排除过敏原）是保证宝宝整体的营养和免疫系统健康的重要因素，也将大大降低日后患上过敏性疾病的风险。这时候更换为配方奶喂养，可能会在短时间内减少过敏原进入宝宝体内，但不建议长时间更换，延长母乳喂养仍然好处多多。

如果你不是母乳而是用配方奶喂养，请和医生探讨选择哪种配方奶。我们的经验是，牛奶过敏的宝宝会对以下配方耐受，按最不容易过敏和最有营养的优先顺序排列：

捐赠的母乳。对于婴儿来说，母乳永远是最有营养的选择。如果你没办法继续母乳喂养，从可信赖的家人或朋友那里寻求母乳捐赠，或从母乳库中获取。即便是母乳捐赠者自身并没有排除牛奶，她的母乳也可能会比其他配方奶让宝宝耐受得更好。

以生鲜乳或山羊奶自制的婴儿配方奶粉。生鲜乳比经巴氏杀菌和均质化的配方奶致敏性要小得多，如果医生同意，这对于你的宝宝来说或许是个不错的选择。网上可以查询到许多以生牛奶自制婴儿配方奶粉的方法，还有一些家庭式作坊会批量销售自制配方奶粉。有机原料应包含全脂生鲜乳、奶油、各种（亚麻、鳕鱼肝、椰子、橄榄或葵花子）油、营养酵母（许多维生素和矿物质的来源）、明胶（用于消化）、额外的乳糖、水和益生菌。山羊奶（一般情况下不以生奶的形式存在）可以用来代替牛奶，因为山羊奶的蛋白致敏性较低，比较容易消化。警告：这些配方奶粉并没有经过美国食品药品监督管理局的监管和批准，只有在医生指导和同意下才能使用这些配方奶粉。

低乳糖或无乳糖配方奶粉。这些配方奶粉专为乳糖不耐受的宝宝

（无法完全消化乳糖）准备。乳糖不耐受的情况一般不需要检测，即可尝试这种配方奶粉。还有一种替代方法，在配方奶粉中滴入乳糖酶滴剂（非处方药）从而帮助消化乳糖。

低过敏性婴儿配方奶粉。牛奶过敏的宝宝可以使用各种专门的配方奶粉。有些含有牛奶蛋白但可能耐受性良好。医生将会指导你如何选择。

大豆配方奶粉。这并不是一个好的选择，因为一些对牛奶过敏的人也会对大豆过敏，再基于婴儿期以大豆为主要营养来源的一些医学考虑，这应是万不得已的方法。

1 岁以上的孩子

如果你的宝宝在成长过程中一直没有添加乳制品，那他不会知道自己错过了什么，而且会相当容易地继续保持没有乳制品的生活。但已爱上牛奶和奶酪的宝宝，就另当别论了。在饮食中去除这些食品将是一场持久战，你要做好准备。大一点的孩子语言能力更强一些，你可以跟他们解释，一般来说他们会接受对牛奶过敏的现实，并顺应排除试验的要求，尤其是当他们排除牛奶后感到更舒适的时候。以下是为儿童提供无乳制品健康饮食的一些指引：

替代奶源。只要宝宝和妈妈都愿意，坚持母乳喂养是最好的。这时候，并不需要其他奶源。如果是配方奶喂养，只要你和医生都认为这种喂养方式是合适的，那就继续喂配方奶粉至两岁。一旦孩子断奶，可能需要寻找替代奶源作为日常之用，比如用来泡麦片或打奶昔，或是任何你需要"奶"的地方。除了牛奶以外，以下是一些高钙奶源的选择，按营养高低的顺序排列：

- 火麻奶，产自火麻籽，蛋白质含量最高的替代奶源之一，还含有适量的脂肪和碳水化合物。
- 椰奶，脂肪含量最高，对幼儿有益，但只含有非常少的蛋白质和碳水化合物。
- 杏仁奶、米浆和土豆浆的成分大多是碳水化合物，含有少量的脂肪和蛋白质。
- 豆奶，含有与牛奶最接近的营养搭配（相同含量的脂肪，仅仅是稍少的蛋白质和碳水化合物），但牛奶过敏的人对此过敏的可能性很高。因此，我们不建议定期食用。
- 尽量食用无糖奶。有糖的替代奶源一般含有过高的糖分。
- 山羊奶。一些对牛奶过敏的人也对山羊奶过敏，但山羊奶相对于牛奶的致敏性低很多。我们通常建议牛奶过敏的患者尝试山羊奶，看看是否耐受。同时，如果你对牛奶的反应仅仅是肠道问题，那可能会觉得接受山羊奶要相对容易些。
- 非乳制品：无奶奶酪、无奶酸奶和无奶黄油可用来代替你喜爱的乳制品。

最好能混合食用这些奶源——比如，混合火麻奶和椰奶能提供最多的蛋白质和脂肪。交替食用各种替代奶源能使你和孩子的营养和口味多样化。

钙的来源。无论处于什么年龄，当一个人开始在饮食中排除牛奶，第一个担心的就是钙的吸收。在无乳制品饮食的头几个月，如果孩子并没有马上增加其他钙源，别慌张。小宝宝的身体里储藏着大量的钙，可以管好几个月。一旦排除牛奶超过两个月，也看到了好处，可以开始添加酸奶、奶酪和开菲尔，它们也能提供牛奶所含的一切营养。如果孩子吃这些食物都没问题，那你就已经找到了所需的钙源。以上提到的替代奶源与正常牛奶含钙量相同，1 杯（240 毫升）即可满足约 30% 的日常需求。如果你觉得这些食物引起了过敏或不耐受的症状，就要开始从非乳制品中吸收钙。以下是一些日常食物每份标准量大约的钙含量：

- 沙丁鱼（85 克）——371 毫克

- 强化钙橙汁（1 杯）——300 毫克

- 鹰嘴豆（1 杯）——300 毫克

- 芝麻（28 克）——280 毫克

- 菠菜（1 杯）——272 毫克（因含有草酸，菠菜中的钙不易吸收）

- 羽衣甘蓝（1 杯）——179 ~ 357 毫克

- 豆腐（有机，非转基因，85 克）——190 毫克

- 西蓝花（1 杯）——177 毫克

- 食用大黄（1/2 杯）——174 毫克

- 三文鱼（罐装，85 克）——167 毫克

- 炸豆泥（1 杯）——141 毫克

- 黑糖（1 大勺①）——137 毫克

- 洋蓟（1 个中等大小）——135 毫克

---

① 1 大勺约为 15 毫升。

- 无花果（5 个）——135 毫克
- 杏仁酱（2 汤匙）——86 毫克
- 杏干（1 杯）——59 毫克
- 干豆类（煮熟的，1 杯）——50 ~ 100 毫克

幼儿和儿童每天需从饮食中吸收约 800 毫克的钙。青少年约需这个量的两倍。如有必要，你可以在医生的指导下补充液体钙、咀嚼钙或钙片。

蛋白质和脂肪。牛奶和乳制品是蛋白质和脂肪最便捷的来源，尤其是对于最需要这些营养，但无法进食多样化食物的幼儿。你可以为宝宝提供以下这些有益健康的食物，来代替牛奶中的脂肪和蛋白质。

- 鱼（尤其是野生三文鱼）
- 瘦肉（去皮的家禽、野禽、草饲牛）
- 蛋
- 坚果和坚果酱（以及种子和种子酱）
- （亚麻、橄榄、椰子）油
- 牛油果
- 豆类
- 全谷物

一般烹饪和烘焙。一些牛奶过敏的人发现，他们对烘焙食品中的牛奶成分耐受。对于不耐受的人，仍有无数的食谱和网站提供了大量如何

烹饪和烘焙无乳制品食物的建议。以下是一些代替厨房中常用乳制品的建议：

- 牛奶可用前面提及的任何一款替代奶源以一对一的比例替换，甚至可以用水或果汁。
- 酸奶可替换为等量的大豆或椰子酸奶、大豆酸奶油、无糖苹果酱或果泥。
- 黄油有许多替代品：人造黄油、含油的面包抹酱、起酥油（不太健康）或其他油（椰子油、橄榄油或植物油）。
- 炼乳也有其他选择：使用罐装椰奶，或把米浆或杏仁奶通过慢慢煮沸的方式，蒸发掉一些水分直至剩下的量为原来的一半即可。
- 酪乳：在你的替代奶源中加入 1 大勺的柠檬汁或白醋，放置不动直至变稠。

奖励。现实点吧：孩子需要奖励，成年人也需要。无乳制品意味着回避一些特别美味的甜点，如冰淇淋，还有许多烘焙食品。以下的建议能帮助你满足吃甜食的欲望。

- 无奶冰淇淋（大米、椰子或其他种类）
- 黑巧克力（而不是白巧克力）
- 100% 纯果汁棒冰
- 在网上搜索儿童无奶甜品，你会发现有很多选择，从饼干、布朗尼，到焦糖爆米花和花生脆糖应有尽有，花生酱夹心黑巧克力也很不错。

宝宝可以绝食多久？

当你第一次在饮食中中排除牛奶，宝宝可能会以绝食抗议。你精心准备的食物可能面对的是紧闭的嘴唇和扭开的小脑袋。对父母来说，很难看着自己的孩子好几天不吃东西，这违背了所有父母的天性。但请坚持下去！没有一个孩子会让自己营养不良直至伤害到自己的健康。有一个例外是发育迟缓的儿童，他们极端厌恶食物，这些孩子的抵抗可能难以解决。然而，大多数孩子会被饥饿打倒，最终会吃东西的。别逼迫孩子进食；许多宝宝抗拒食物其实只是因为他们觉得是你想让他们吃而已。你应该给自己准备好食物，坐下来好好享受一日三餐，还有触手可及的小零食。让宝宝在没有任何催促或压力下看着你进食。如果你不哄他吃，他或许会觉得你不想让他吃——这时他很有可能会尝试对着干，反而开始吃东西了。他只是想告诉你，谁才是主导这一切的人。一旦宝宝能自主进食，那你便可以再往前一步，看看无奶饮食是否让孩子的情况有改善。

重新添加乳制品：检测耐受程度和交替饮食

你已经在饮食中排除牛奶和乳制品几个月了，也观察了孩子过敏或敏感的情况是否减轻，但现在孩子们总是在抱怨不能吃以前喜欢的一些食物。那你可以重新添加乳制品吗？可能可以，这取决于几个因素。如果重新添加后宝宝牛奶敏感的情况严重了，身体或行为的改变非常剧烈，建议你还是尽可能长时间彻底排除牛奶和乳制品。免疫系统至少在未来几年都可能对这种严重的过敏存在记忆，而其他身体系统也可能会在一段时间内保持敏感。让孩子享受一个健康快乐的童年吧，没有免疫、胃肠道、过敏和行为问题的负担。在免疫系统和神经系统迅速发育的头5年，这尤为重要。你可以稍后在医生的指导下，再逐渐添加这些食品。

如果你的孩子只是轻微牛奶过敏或敏感的话，可在数月后小心地重新添加某些乳制品。出现轻微的过敏反应，孩子的身体需要的恢复时间较短，免疫系统这时候也可能已经失去了一些记忆。只要在不过量的情况下，孩子多半会对一些乳制品耐受。

如果介于严重和轻微过敏之间，应该和医生讨论决定需要排除牛奶多长时间。当你觉得准备好了，这部分内容能指引你度过这个阶段。

再次进行过敏原检测

如果你或孩子的问题主要是过敏，同时在最初的过敏原检测中结果呈阳性，那重新添加任何乳制品之前再次进行过敏原检测会有所帮助。这时候，过敏专科医生会提供建议。对于有严重过敏史的人来说，这一步尤其重要。对于轻微到中度过敏的人来说，再次进行过敏原检测并不是必须的。请记住，最精确的实验室是人体。过敏专科医生或许会建议你在重新添加食物前不需要再次检测过敏原，而是以观察作为指引。

对于牛奶敏感的人来说，没必要再进行任何检测。请记住，关于牛奶敏感检测（食物特异性 IgG 抗体，尿液肽检测）的可靠性无法确定。有些人的检测结果呈阳性，经过控制饮食后，结果会恢复正常。但研究尚未能证实这意味着食物敏感已经消失。在我们看来，不值得浪费金钱和时间再次进行食物敏感的检测。

可首先尝试最安全的食物

请不要只是递给孩子一杯牛奶，说"来，喝吧！"以下是最不容易过敏的乳制品，可按照先后顺序重新添加。

酸奶。酸奶由健康的细菌发酵而成，许多孩子可以耐受，不会产生过敏或敏感的反应。请注意选用有机品牌。

生鲜乳。相比常规牛奶，生鲜乳引起的过敏反应较少，许多不耐受牛奶的人可能对其耐受。

起酥油和黄油。这些牛奶衍生食品含有少量甚至没有乳蛋白，所以更容易耐受。

奶酪。奶酪也是经发酵而成，奶酪中健康的霉菌和细菌可帮助降低过敏的可能性。对于一些人来说，奶酪越硬，越不容易引起过敏反应（因为硬质奶酪中含有较少的乳清蛋白和更多酪蛋白）。

开菲尔。这种液体的酸奶饮料也是经发酵而成。一些人耐受得不错，尤其是乳糖不耐受人群，因为大部分乳糖在发酵过程中已被消耗掉。

含牛奶成分的食品。尝试一下用少量牛奶作辅料的烘焙食品或包装食品。如果可以耐受，再尝试一些喜欢的以牛奶为原料的食品，如冰淇

生鲜乳：牛奶敏感人群是否适合？

聪明的儿科医生会从患者身上学习，而我们从实践中观察到了一个令人惊讶的现象：有些对常规牛奶过敏或敏感的孩子对生鲜乳耐受，没有明显过敏或敏感的症状。碰巧我们家里没有喝生鲜乳的习惯，而医生也告知生鲜乳很危险。生鲜乳会被传染性细菌污染，当一个奶牛场存在不卫生的操作，便会引起严重的食物中毒。所以以往我们从未向患者推荐过生鲜乳。然而，我们诊所里一些比较"前卫"的妈妈们给家人提供有机的生鲜乳，而她们牛奶过敏或敏感的孩子对此接受得不错。为什么会这样呢？常规牛奶经过高温灭菌。但问题是，这样便会杀死牛奶中所有的活性因子：抗体、健康的益生菌、生长因子和其他营养物质。加热也会改变牛奶蛋白。再者，均质化过程把所有的蛋白质、脂肪、糖结合在一起，这样牛奶便不会分层，最终呈现给人类的牛奶形态改变了，却未必适合饮用。牛奶本来应该容易分层，促进消化。

从传染疾病的角度来看，常规奶当然更安全，但它在化学和生物学上的改变可能是很多人对此产生过敏或消化反应的一大原因。我们相信生鲜乳是一种更好、更健康的方式，而且对于牛奶敏感或不耐受的家庭来说，用来代替常规奶也是安全的。你可以通过仔细搜索当地生鲜乳农场的历史和生产操作来规避食品中毒的风险；具有良好追踪记录的农场是安全的选择。

淋和比萨。（你现在可以尽情放飞自我了！）

牛奶（终于！）。把真正的牛奶留到最后，一定要喝有机奶。一开始慢慢来，每次喝半杯试试。

吃多少，吃多久

你要谨慎地慢慢添加这些食物。从大约半个标准量开始（产品标签上会列明标准量），观察孩子在进食后一周内的反应。如果一切顺利，就可以继续保持每周一次连续吃一个月。如果没有引起什么反应，可以每周一次进食一个标准量。与首次添加的食物相隔几天之后，可再添加第二种新食物（一个标准量是安全的），可持续按每周一次的频率添加。举个例子，每周一提供酸奶，每周四提供含奶酪的食物。只要孩子接受得不错，就可以继续。再在一周的某一天里加点其他含奶食物。接下来，可以每天给孩子这些食物中的某一种，并缩短同一食物的间隔时间，比如，可以每4天吃一次奶酪，而不是每7天吃一次。但在这个过程中，还是要避免直接进食牛奶，因为它是这些食物中最容易引起过敏的。如果你愿意，可以尝试生鲜乳。如果在尝试某一乳制品时发现了问题，停止摄入这种食物，并把已添加的所有乳制品也暂停几周。其后除了有问题的食物以外，其他再加回来。那你便会知道孩子对哪些食物耐受，哪些不耐受，以及进食每一种食物的频率。

每4～7天进食一种食物，这个概念被称作交替饮食。它可以让你享受食物的同时不会过于频繁地让免疫系统和肠道系统超负荷运转。如果你在增加乳制品时不断遇到问题，可能会发现，必须把乳制品的添加时间限制在4～7天。即某一天享用了酸奶，等5天后才能进食一顿含奶酪的餐食，接下来再过 4 天给自己来一份冻酸奶。如果反应继续发生，你可能需要完全排除乳制品更长时间。

这条路的尽头会通往成功吗？

希望孩子对牛奶脱敏吗？你自己也想再次享受乳制品吗？有的人足够幸运，不知不觉就不再过敏了。我们观察到，大多数的患者过了儿童期就不会再对牛奶过敏或敏感。许多牛奶敏感的宝宝在上幼儿园的时候便能接受正常的饮食，有些孩子年龄再大些才能脱敏。这实在难以预估，但研究表明，大约 75% 的孩子会在青少年时期才对牛奶脱敏。

但有的人则不得不为此努力。食物口服脱敏疗法对牛奶过敏的疗效还在研究中，但目前成果喜人。在过敏专科医生的指导下，在一段时间内逐渐增加进食牛奶蛋白，有的人不会产生明显的反应便能耐受。如果这种脱敏疗法被认可，对于那些无法自然脱敏的人来说就是一个福音。

在此之前，还可以做很多事情来帮助你减少过敏反应，修复肠道，促进神经系统的健康，这些都可以提高自然脱敏（及其他类型过敏脱敏）的可能性。第 14 章将指引你如何正确饮食，从而减少炎症，改善免疫系统健康。我们会向你展示如何改善肠道健康，保护肠道免受发炎之苦。如果孩子的肠道有数年不再受乳制品的刺激，没有激发免疫系统产生过敏反应，再加上你和家人选择了正确且有营养的生活方式和医疗保健措施，孩子的身体也许能再次接受这些食物。免疫系统并不会完全失去对这种过敏的记忆，但拥有健康的消化道和免疫系统，产生的反应可能会降到最低。详情参见第 14 章，这将让你和家人踏上健康之路。

第 8 章

小麦、麸质过敏和敏感

恭喜！你终于读完了牛奶过敏的部分。即使已经晕头转向，但最好还是坐下来好好读读这一章。关于小麦和麸质过敏及敏感，我们必须和你分享的内容既深刻又有争议。深刻的是麸质对过敏体质的有害影响令人震惊，有争议的是一些医生还不认为麸质敏感确确实实存在。

麸质是小麦所含的蛋白质之一。它使小麦面团富有弹性，有助于发酵。麸质也是其他几种谷物的成分，包括大麦和黑麦。接下来你将会了解到，麸质是小麦中最常引起敏感的成分——虽说小麦蛋白在没有麸质的情况下也能引起过敏反应。

西尔斯家族一直协助大家了解各种现代育儿方法和儿童医疗保健体系。威廉·西尔斯是美国第一批推进长期母乳喂养的医生，而现在每个人都在做这件事。他也是第一位告诉父母可以和孩子共享睡眠的医生，尤其是在能给家人一晚上好好休息的情况下。他也在推进亲密育儿法，谁曾了解与宝宝亲密相处有那么多的好处呢？我参与的一个项目，是为儿童疫苗接种提供一些可替代的方法，来帮助保持较高的疫苗接种率。我还为自闭症和其他方面发育迟缓的孩子提供可替代的营养和医学治疗建议。而麸质敏感是我最新参与的项目，它确实存在，带来的危害在很大程度上并未受到重视，也影响着我们的家庭成员。

在撰写这本书前，我坚持了约 9 个月的无麸质饮食。促成这一改变的是，我的两位家人被诊断出患有自身免疫性甲状腺疾病。内分泌专家建议他们排除饮食中的麸质来帮助免疫系统平静下来。我决定参与到他们的实验中，自己甚至没有再进行过敏原检测（好几年前我的小麦和麸质敏感检测结果正常）。而我惊喜地发现哮喘几乎消失了。实际上，我也曾建议许多过敏患者采取无麸质饮食，但从未想过为了自己的哮喘去尝试一下。

有人曾说，无麸质饮食只是一时的潮流。我向一位患者解释她的孩子麸质敏感检测结果呈阳性，以及孩子为什么患有慢性疾病时，她就是这么说的。然而，这并不是一时兴起。胃肠道和过敏专科医生已在全球发表多份主流研究论文，介绍这种新认识的疾病——非乳糜泻性的麸质敏感，在这本书里，我们把它简称为麸质敏感。

为什么麸质敏感会引起争论，而且为什么许多医生对这种疾病存疑呢？我们相信涉及两个因素：第一，目前几乎没有医生在医疗实践中受到过治疗麸质敏感的相关培训，而患者坚称自己患有乳糜泻（严重的自身免疫性疾病），而事实上，他们只是麸质敏感，这带来了混淆。

通过参加医学继续教育研讨会或与主流医学期刊保持接触，第一个因素很容易解决。但是许多医生没有时间去做这些事，而当他们终于挤出时间，却把研究的重点放在了最感兴趣的领域。许多医生并没有了解过麸质敏感。所以，当他们在诊所里面对这一问题时，就当这个问题不存在。而患者问起麸质敏感时，这些医生会尽力打消患者的顾虑，并建议他们不要再看网上的东西了。

第二个因素估计是引起这场争论的主要因素。在 20 世纪 90 年代，人们开始怀疑是麸质引起了从胃痛到慢性疲劳综合征等各种各样的症状，许多人认为自己患有乳糜泻，在这种情况下免疫系统对麸质反应剧烈，会攻击身体的其他器官，尤其是消化系统和大脑。未经确诊的乳糜泻患者常伴有严重的慢性腹泻，生长发育不良，体重减轻，有时会引发神经症状。许多人去找医生诉说自己的担忧，但医生们对此不耐烦了，因为这些患者看上去不足以诊断为真正的乳糜泻，这些医生是对的——这并不是真正的乳糜泻，但没有人了解非乳糜泻性的麸质敏感。因此，麸质敏感发病率的上升在很大程度上被医学界忽视了。事实上，直到今天这种情况仍然存在。但随着越来越多关于麸质敏感的研究发表，医生们也逐渐开始接受这种疾病。

可以确定的一点是，麸质和小麦会导致无数的健康问题。真正的乳糜泻相当罕见，麸质敏感并不是乳糜泻。这一章将帮助你确定你和家人是否患有麸质敏感，以及该怎么做。

为什么如今小麦和麸质敏感如此普遍？

如今，越来越多医生和研究人员陆陆续续揭露小麦和麸质带来的问题。有两本针对该问题非常好的书，神经学家戴维·珀尔玛特博士（David Perlmutter）的《谷物大脑》（*Grain Brain*），以及心血管疾病预防学家威廉·戴维斯博士（William Davis）的《小麦完全真相》（*Wheat Belly*）。对于那些想减肥、改善心脏和大脑健康、减轻慢性症状的人来说，这些是很好的读物。他们揭示了美国的小麦在过去 50 年里发生的变化，造成了非常多的敏感问题。

我们现在吃的小麦和老祖宗吃的大不相同。从原始形式看，小麦非常健康，一直是全球的主食。这个问题源于我们在过去半个世纪里对它所做的一切。农业科学家繁育杂交小麦，使其更耐干旱和真菌，产量更高。现代小麦的基因构成与古代小麦有很大的差异。一种古代的小麦有 14 条染色体的遗传密码，另一种小麦有 28 条。如今的人工培育小麦有

40 条染色体，而负责控制麸质生产和起作用的基因是人工改造的具体目标。现代小麦比古代小麦含有更多的谷蛋白，小麦中其他蛋白质的结构和数量也发生了变化（如今，麸质已被培育成为更容易烘烤的品种）。

结果是，我们的消化系统和免疫系统对小麦产生了异常的反应：把小麦和麸质当作外界入侵者，而非营养成分。一些已经发表的研究表明，小麦和麸质的基因改变是造成乳糜泻和麸质敏感的原因。戴维斯博士和珀尔玛特博士在书中提供了众多参考研究来支撑他们的理论，也提供了如何让古代小麦品种作为安全、健康饮食的信息。最受欢迎的两类古代小麦品种是单粒小麦和二粒小麦，这些品种都能从一些当地农场和众多网上零售商店购买。

从技术上来说，如今的小麦实际上并不像玉米和大豆那样经过转基因，在基因中并没有添加人造成分。因此现代小麦可标为"非转基因"，这却给了人一个错误的印象，认为它既健康又天然。小麦尤其有害的另一因素是它已经成为美国流行的饮食；每餐必备，且为数众多。想想：我们吃小麦做的早餐（麦片、松饼、华夫饼、吐司、贝果面包、甜甜圈），小麦做的午餐（面包），小麦做的零食（饼干、椒盐卷饼、谷物棒），小麦做的晚餐（裹面包屑的油炸食品、意大利面、又是面包），以及小麦做的甜品（蛋糕、小甜饼、馅饼）。作为一个物种，我们存在是为了享用一些古代的小麦——但这样吃也得适度，因为我们还进食肉、鱼、蔬菜、水果、坚果、种子、健康的食用油。也许小麦的摄入数量才是最重要的，而不是质量。

在这一章，你将会了解到如何确定自己或孩子有麸质敏感、小麦过敏，或是全面爆发的乳糜泻，以及能做些什么。即便是麸质不敏感的人，也会从减少进食小麦中受益。

除了过敏，小麦和麸质的代谢负效应

小麦过敏并不是唯一的问题。进食过多的小麦会使血糖和胰岛素升高，产生更多的体脂和坏胆固醇，并引发全身免疫反应。小麦和麸质会对所有人产生负面的影响，不仅仅是针对过敏或敏感的人。

血糖和胰岛素水平升高：糖尿病的开始

市售全麦食品的血糖指数很高，几乎和蔗糖、白面包一样高。经消化后小麦变成糖，导致血糖水平特别高，胰岛素分泌加快，接下来便引起低血糖。基本上我们的每顿饭还有零食，都是在把糖往肚子里倒。胰腺（因进食糖而产生胰岛素的器官）的损伤会导致更高的糖尿病风险。研究表明，患有胰岛素依赖型糖尿病的儿童麸质敏感检测的结果更有可能呈阳性，患乳糜泻的概率会增加 20 倍。

如果糖尿病最终到了无法控制的地步，糖开始在各种身体组织里沉积，改变蛋白质的结构，导致身体机能逐渐退化，特别会影响关节、眼睛、肾脏、血管和大脑。

然而，高糖现象并不是小麦特有的。许多谷物也会引起相似的血糖和胰岛素的变动。在第 14 章，你将会了解到更多减少饮食中谷物的好处。

内脏脂肪：祸害身体的慢性毒药

一顿饭中含有的任何多余的糖或碳水化合物，身体无法迅速将其转化为能量，会作为脂肪储存起来。大多数这样的脂肪是健康的，当身体需要时，它会快速分解为能量。然而，小麦中的碳水化合物却会倾向于储存为内脏脂肪，即我们肚子上的脂肪。这类脂肪并不能轻易地被燃烧掉。更糟糕的是，内脏脂肪持续分泌炎症分子。在第1章，我们已经了解到免疫系统是如何释放炎症分子来应对疾病、受伤和感染的。这些分子帮助身体抵抗外界入侵者，让我们好起来，但是炎症也具有破坏性。想象一下，这些有害的炎症分子不断不受控制地进入血液中。这种由内脏脂肪引起的慢性炎症会损害心脏、血管、关节和其他身体组织。

坏胆固醇：不仅因为摄入脂肪导致

高血糖增加了极低密度脂蛋白（坏胆固醇）的生成。这种胆固醇会积聚在动脉中形成斑块。几十年下来，积聚的斑块最终会导致心脏病发作或中风。这意味着低脂、低胆固醇饮食其实不够：低碳水化合物，特别是低小麦，才是健康饮食的重要部分。

骨骼脆弱：小麦的酸性特质

小麦属于酸性食物，和其他我们常吃的食物一样，比如肉。水果和蔬菜属于碱性食物，可以使我们的饮食酸碱平衡。如果我们进食过多的酸性食物，骨头便会释放钙来中和，这就会引起骨骼和关节脆弱。想知道为什么超重的老年人需要做髋关节置换手术吗？这不仅是额外体重带来的磨损，也是由于内脏脂肪引起的炎症和骨骼中钙流失的综合作用。

不论是否对小麦敏感，过量进食小麦会对我们产生严重的负面影响。每个人都能从低小麦饮食中获益，认识到这一点非常重要。

如何诊断小麦过敏和非乳糜泻性的麸质敏感

涉及小麦和麸质有 3 种不同的情况。小麦过敏指的是小麦引起的 IgE 介导的过敏反应，引发典型的过敏症状。麸质敏感（非乳糜泻性的麸质敏感）指的是小麦中的麸质引起的非 IgE 介导的免疫反应，引发肠道和神经反应。乳糜泻（CD）是对麸质的自身免疫反应，是麸质敏感最严重的表现形式。研究小麦和麸质，与研究其他食物过敏和敏感的过程类似：识别症状，过敏原检测，排除试验，观察是否有改善。

小麦和麸质过敏及敏感的具体症状

小麦和麸质往往会引起皮肤和肠道过敏，以及神经系统和行为反应，较少引发鼻过敏。

肠道症状。与进食牛奶产生的症状相似，进食小麦会刺激肠道，造成胀气、腹痛、腹泻等症状。这些症状可能来自于直接对肠道产生的过敏性刺激，也可能是通过一种称为"肠漏"的机制（参见第 180 页）。当你出现慢性肠道症状时，牛奶和小麦皆有可能是罪魁祸首。在某些情况下，两者都有。而麸质的化学作用可能会导致某些人便秘（参见后文

"渴求和成瘾")。

皮疹。小麦和麸质与其他过敏原一样可引发普通过敏性皮疹（参见第 126 页）。有些情况下，皮肤状况可能是麸质过敏的具体指标，但也有可能是其他原因引发了皮疹；麸质既可能是主要原因，也可能是次要原因。

- 毛周角化病：这种常见的皮肤病可能是小麦过敏的体征。它影响了 25% 的美国人，表现为覆盖于上臂和大腿的细小丘疹。有些人脸上和背上也有一样的症状。
- 湿疹：这种慢性皮肤过敏可能由各种食物触发，但凡发生都要考虑小麦的影响（参见第 109 页）。
- 疱疹样皮炎：这种类似疱疹或带状疱疹的皮疹，是麸质过敏而非病毒引起。表现为一群小到中型的水疱，极其瘙痒。
- 痤疮：进食过量的碳水化合物产生的炎症会导致痤疮。
- 口腔内或嘴角反复性溃疡。
- 银屑病。这种疾病酷似湿疹，但为自身免疫性疾病，可能由麸质敏感引起。
- 白癜风：另一种自身免疫性疾病，白癜风是由于皮肤色素的脱落而导致皮肤上产生白斑。
- 黑棘皮病。糖尿病患者中常见，皮肤颜色暗黑，呈天鹅绒状，可在颈背部、腋下发病。
- 其他慢性皮肤病。任何类型的自身免疫性皮肤炎症，对常规治疗没有反应的，可以通过去除饮食中的麸质来改善。

行为和神经反应。麸质引发的化学和免疫作用可以到达大脑，触发慢性的行为反应，甚至精神症状。这些症状通常不是立刻发生也不明显，与进食食用色素后不久便出现持续数小时的过度活跃不同。相反，它们会成为一个人在情绪、行为和整体表现方面的长期日常特征。

- 婴儿肠痉挛和睡眠不良。
- 幼儿变现得过度活跃、易怒，以及发育迟缓（甚至自闭）。
- 儿童可能难以集中注意力，有学习障碍、反抗、行为失控和强迫症（OCD）。
- 青少年和成人有慢性疲劳，注意力难以集中，平衡和协调能力出现问题，肌肉控制不良和反应迟钝，甚至出现精神病。

哮喘。就我自身而言，小麦和麸质过敏可能是引起哮喘的一个重要因素。

渴求和成瘾。成瘾性是近来发现的麸质敏感特征。数个研究发现，一些人对现代小麦消化不良是由于缺乏二肽基肽酶 4（简称 DPP4）这种消化酶。我们消化道中产生的一些谷蛋白碎片与吗啡非常相似，被称为"谷吗啡"。这种蛋白质会产生类似吗啡对大脑的影响，引起轻微的兴奋感，使我们对麸质愈加渴求。要是很长一段时间不吃麸质，有些人会经历诸如易怒、焦虑和好斗的后遗症。就像药物一样，长期食用会抑制神经功能，导致疲劳、注意力不集中、记忆力问题，甚至精神症状。肠道中的谷吗啡也可能减缓肠蠕动，引起便秘。牛奶也会因"酪吗啡"这种蛋白质而使人产生类似的症状。这些"吗啡"水平可以通过尿液检测来

肠漏和连蛋白

医学上一个新兴的理论"肠漏"，或许可以部分解释食物过敏为何呈上升趋势（参见第 33 页）。麸质会引发肠漏，我们来详细了解一下：

肠细胞通过释放一种名为"连蛋白"的蛋白质来调节肠黏膜的渗漏，连蛋白会分解肠壁细胞间的紧密连接，在它们之间形成任何东西都能渗漏进去的空隙。在一些情况下这是好事；某些感染使得肠道暂时性释放连蛋白，让体液进入肠道把感染赶走（腹泻）。不幸的是，谷蛋白也能触发连蛋白的释放，引起肠细胞之间的空隙保持打开状态。肠漏会带来以下 3 种我们不愿看到的影响：

麸质的致敏。如果你患有肠漏症，那对免疫系统是一种双重打击。首先，现代小麦的麸质含量较高，所以每餐中免疫系统吸收的麸质含量要比本应吸收的高得多。其次，这些谷蛋白的性质已被科学改变，而这些人造麸质对于免疫系统的刺激甚至更大。T 淋巴细胞被激活后，麸质带来的慢性炎症反应一旦开始，直至麸质去除后才会结束。

其他化学制剂和毒素。一般情况下，食物中的化学制剂和毒素应通过粪便排出，而不是穿过细胞间的空隙进入血液。这些毒素对身体和大脑有着负面影响。

> **多种食物敏感**。麸质并不是唯一一种能穿过细胞间空隙的蛋白质；其他一些未经完全消化的食物蛋白质也会进入血液中。免疫系统把这些蛋白质当作外界入侵者，因为它们并未恰当地经肠细胞消化和处理。所以，一个人可能会对许多原本身体耐受的食物变得敏感或过敏。
>
> 治疗肠漏是治疗身体炎症、多种食物过敏和敏感，以及其他过敏性疾病重要的一步。在第 14 章中，我们将会探讨应如何实现。

测量（参见第 152 页），但这项检测的准确性和实用性仍有待商榷。

小麦和麸质过敏和敏感的检测

第 6 章介绍了食物过敏的检测方法。针对小麦和麸质的过敏和敏感的检测包括以下几项：

小麦 IgE 血液检测和皮肤检测。和你在第 151 页读到的针对牛奶的检测方法一样，这些检测也可以判断一个人是否对小麦过敏，对于年龄较大的儿童和成年人更准确。

小麦和麸质常规 IgG 血液检测。这项检测存在一些争议，因为它作为食物敏感指标的准确性仍未得到医疗决策者的证实。正如你在第 31 页看到的，常规的 IgG 水平检测适用于包括小麦和麸质在内的许多食物。

一些医生认为，健康的人不应对食物产生 IgG 抗体，而对小麦或麸质产生这种抗体即说明了问题的存在。然而，大多数进行这些常规抗体检测的人都会有些问题。这是否意味着大多数人确实对麸质敏感，或者仅仅对这项检测过于敏感呢？这些检测结果给出了一个数字，或许数字越大，表明麸质敏感程度越高。但我们尚不清楚，因为没有人将实验室的数据与现实生活中患者的经历进行比较，从而确定 IgG 抗体的含量与患者症状的关联程度。在实践中，我们确实会进行食物敏感 IgG 检测，但是也明白检测结果必须根据每个人的症状和可观察到的对食物的反应来解释。如前所述，如果你将进行小麦和麸质敏感 IgG 检测，应该在饮食中去除这些食物之前完成。

麸质特异性 IgG 血液检测。检测麸质代谢和麸质中的一些成分可用于评估麸质敏感（必须在去除麸质前完成）。这些作为检测麸质敏感的合理指标得到了主流医生的认可。唯一的挑战是，检测结果仅在中度至重度的麸质敏感病例中显示异常。对于患有轻度非乳糜泻性麸质敏感的人群，检测结果通常显示正常，于是许多病例错过了。我们会在诊所进行下面的检测，当结果显示异常便能清晰地表明麸质敏感。这些检测包括：

• 麦醇溶蛋白 IgG 抗体水平——麦醇溶蛋白是组成麸质的一种蛋白质，它被认为是麸质敏感的特异性指标。类似地，被称作脱酰胺麦醇溶蛋白 IgA 和 IgG 抗体水平检测是针对乳糜泻的最新检测方法，参见第188 页。对于仅有非乳糜泻麸质敏感的人，其脱酰胺麦醇溶蛋白抗体检测结果并不会呈阳性。老一代被称作麦醇溶蛋白 IgG 抗体水平的检测，更适合检测麸质敏感。然而，如今大多数常规的实验室仅提供脱酰胺麦醇溶蛋白抗体的检测。检测前，请先与实验室确认检测方法，如有需要，寻找一家可提供麦醇溶蛋白检测的专业实验室。

• 组织型转谷氨酰胺酶（tTG）IgG 抗体水平——这种肠道中的转谷氨酰胺酶参与麸质的消化，但只有那些患有严重麸质敏感的人才会对此产生抗体。

• 网硬蛋白 IgG 抗体水平——网硬蛋白是肠道内的纤维组织，患有严重麸质敏感的人才会对此产生抗体。

麸质的尿液肽检测。第 179 页中描述的对于大脑和消化道有着负面影响的谷吗啡，可在尿液中测量。然而，我们的经验是，这项检测的结果通常显示正常，即使是那些后来判断是麸质敏感的病例。所以，我们很少使用这个检测。

麸质抗体唾液和粪便检测。一些私人的实验室还提供这些测量麸质抗体的检测方法。这些样品更容易收集，因为它们不涉及血液检测。然而，该检测结果的准确性尚未得到美国食品药品监督管理局或其他独立信源的证实。我们尚未在诊所开展这些检测，仍在等待更多的研究发布。

观察：最准确的麸质检测。大多数专注于非乳糜泻性麸质敏感的研究人员和医生都认为，最准确的诊断方法是排除麸质和观察排除后的反应。目前还没有足够的研究来证实常规 IgG 抗体检测的有效性，特异性麸质 IgG 抗体检测则非常少。

关于麸质过敏原检测的讨论

第 126 页已经讲述了食物过敏和敏感的症状。而麸质和牛奶是两个最常见的导致过敏和敏感的因素。我们针对麸质敏感的个人调理实践仍在不断发展，也看到非常多的宝宝和他们的父母疑似有麸质敏感。但我们也知道，最准确的方式是尝试排除麸质，有些父母同意尝试，更多父母不情愿。麸质在饮食中占据的比重太大了，而且挑食的孩子大多只进食麸质和乳制品。加上称职的父母都不想看到他们的孩子日渐消瘦，也担心孩子在无麸质饮食中不愿意吃其他东西，使得在我们在实践中无法开展太多的无麸质饮食尝试。

常规情况下，我们会给这些孩子进行食物过敏和敏感检测，并据此解读检测结果。最常进行的检测包括：小麦 IgE 抗体检测；小麦、麸质和牛奶 IgG 抗体检测；在某些病例中会进行食物组 IgG 抗体检测，同时测量几十种食物；麦醇溶蛋白 IgG 和 IgA 抗体检测，以及组织型转谷氨酰胺酶 IgG 检测（参见第 183 页）。我们也希望进行麦醇溶蛋白 IgG 抗体检测，但这项检测仅有某些专业实验室能提供，可能不在保险范围内。我们并不检测唾液和粪便，也甚少进行尿液检测，血液检测是我们的常规检测方法。如果 IgE 抗体检测结果呈阳性，排除麸质的决定就容易一些。如果小麦、麸质或麦醇溶蛋白 IgG 抗体多项检测结果高度异常，正常情况下父母都会同意尝试无麸质饮食。如果任何一项乳糜泻 IgA 抗体检测呈阳性（参见第 188 页"乳糜泻的检测"），我们将进行更详细的乳糜泻分析（但甚少发生）。

挑战在于检测结果都显示正常。这种情况下，我们会考虑慢性症状的其他成因，可能会进行更多的检测来评估。但我们也鼓励这些家庭致力于排除麸质，因为血液检测出来的结果有可能是错误的。有时候进行食物激发试验会告知你答案，有时候不会。但这是非常重要的一步。让孩子继续忍受严重的慢性症状不是正确的应对方法，他们正处于生命中免疫、肠道和神经系统生长发育的阶段，麸质对此造成的损害是持续一生的。未经确诊和治疗的麸质敏感如果不加以控制将会造成无法逆转的

麸质敏感可遗传

我们了解到乳糜泻会在家族中遗传；研究表明，如果父母一方患有乳糜泻，那么约 5% 的孩子也会同样患上乳糜泻。那非乳糜泻性的麸质敏感呢？在与父母谈论孩子麸质敏感的问题时，我们惊讶地发现，妈妈们经常会说："太巧了，我也对麸质敏感。"或者："他的爸爸在采取无麸质饮食，现在觉得好多了。"麸质敏感的确会在家族中遗传，但尚不清楚确切的概率。如果得知父母一方麸质敏感，许多医生会建议孩子在出生后头几年，免疫和神经系统发育时，保持无麸质饮食，这样可以预防孩子出现行为、发育和过敏问题。等年龄稍大些，孩子开始尝试家以外的食物时，再添加麸质。年纪大些，也可以再进行适当的检测。

不过，以上的建议或许有点问题。一些研究表明，出生后越早接触食物过敏原，实际上可避免日后发展为过敏。近期一项研究也显示，母亲在怀孕过程中常常进食麸质、花生和乳制品，孩子会相对少一些过敏。这表明，早期接触能帮助人们对这些过敏原更加耐受。对于无麸质敏感史的家庭，如果对麸质耐受，可以允许孩子在童年时期常进食一些麸质，这非常重要。

对于有麸质敏感史的家庭，研究便自相矛盾了。另一项研究表明，有乳糜泻（严重麸质过敏）基因风险的宝宝，延迟至 12 月龄添加麸质，相比 6 月龄降低了发生乳糜泻的可能性。然而，另一项对乳糜泻家庭的研究表明，在 4～7 个月少量添加麸质，尤其是母乳喂养的宝宝，将降低最终发展成乳糜泻的风险，而超过 7 月龄才添加麸质的宝宝，麸质敏感的风险则会增加。

对此，研究人员有 3 点达成一致：1. 婴儿期大量进食麸质会增加患病的风险；2. 在母乳喂养期间添加麸质会有保护作用；3. 我们尚不明确添加麸质的最佳时间。

对于麸质敏感的家庭，最佳的做法应该是使宝宝尽量保持无麸质饮食，但在 6 月龄左右允许偶尔接触，对预防日后的敏感有帮助。进食一些古代小麦食品，如单粒小麦和二粒小麦（参见第 174 页）；偶尔也吃一些常规小麦食品。如果出现过敏症状，那需要执行更严格的无麸质饮食。和医生谈谈你的具体情况和家族史吧。

伤害。需要承认的是，麸质敏感并不常见，但呈现上升的趋势。如果你的医生同意，尝试无麸质饮食是诊断非乳糜泻性麸质敏感的黄金标准。

乳糜泻：麸质敏感最糟糕的情况

乳糜泻是一种对麸质产生的极端自身免疫反应。幸好，乳糜泻仅仅影响 1% 的人口。虽然大多数在读这一部分的人无须担心乳糜泻，但它正呈上升趋势。一项研究表明，在过去 50 年里患乳糜泻的人数翻了 4 倍。一项 2010 年的加拿大研究也揭示了，1998 ~ 2007 年患有乳糜泻的儿童数量翻了 10 倍。对于确实患有乳糜泻的人来说，麸质对几乎身体每一部分的负面影响都是非常严峻的。接受准确和及时的诊断尤其重要，以便开始相应的饮食改变和治疗措施。以下是你需要知道的关于乳糜泻的诊断和治疗信息。

对麸质独特的免疫反应

对于患有乳糜泻的人来说，对麸质的免疫反应远远比你了解的其他食物过敏反应糟糕得多。患有乳糜泻的人，遗传基因便决定了天生对麸质敏感。一旦麸质经消化后成为麦醇溶蛋白和其他蛋白质碎片，T 淋巴细胞便会攻击这些蛋白质，并产生针对它们的 IgA 和 IgG 抗体（普通的过敏反应产生的是 IgE 抗体）。如果到此为止就好了，可惜 T 淋巴细胞产生的 IgA 和 IgG 抗体还会攻击 3 种身体组织：组织型转谷氨酰胺酶，肠组织中帮助消化麸质的一种酶；肌内膜，肠肌层内的蛋白质；以及网硬蛋白，为身体许多器官提供力量和结构支持的纤维。我们知道 IgA 抗体是患有严重乳糜泻的明确指标；IgG 反应并不那么重要，但也的确是一项麸质敏感的指标。除了抗体，某些 T 淋巴细胞还会释放直接损伤肠黏膜的细胞因子和酶。这就是为什么乳糜泻会被认为是自身免疫性疾病，而非过敏性疾病，因为你的免疫系统反过来对抗你的身体。

乳糜泻的症状

乳糜泻的表现有两种。一种明显，另一种不易察觉：

典型症状。 约 50% 的患者表现出这种疾病的典型症状：腹痛、痉挛、腹胀、腹泻和体重减轻。如果长期不加以控制，实验室的检测结果将揭示叶酸、铁、锌、蛋白质、脂肪，以及维生素 A、D、E 和 K 的缺乏。

现代症状。 由于现代小麦在基因结构上的改变，余下 50% 患者的免疫系统对于麸质的反应并不相同。胃肠道症状可能不明显或可能会在几十年后的疾病中体现。相反，这些患者会有以下各种各样的症状：

- 神经系统疾病，如偏头痛、头晕和协调障碍，或手臂或腿无知觉。
- 关节炎和其他类型的慢性疼痛
- 精神症状如痴呆、注意力受损、忧郁，甚至精神病
- 皮疹（参见第 178 页），尤其是疱疹样皮炎
- 慢性疲劳综合征
- 贫血
- 不孕不育
- 儿童身材矮小
- 无腹泻的腹痛
- 肥胖（因碳水化合物过量）

乳糜泻的检测

在实践中，如今我们会对所有出现慢性胃肠道症状的患者进行常规检查，也会对有发育迟缓、行为障碍和神经问题的儿童进行检查。虽然甚少发现乳糜泻的病例，但也确实发现了某些人对麸质敏感。以下是我

们用以衡量上述对麸质的自身免疫反应的检测（除非另有说明，均为血液检测）。

组织型转谷氨酰胺酶（tTG）IgA 抗体检测。这项新的检测测量的是免疫系统对这种肠道酶的 IgA 反应。如今这也被认为是判断乳糜泻最准确的血液指标，几乎在所有情况下都呈阳性。虽然我们也能检测 IgG 抗体水平，但 IgG 对于乳糜泻的重要性不及 IgA。有一个缺点是在乳糜泻早期，这项检测的结果常常会显示阴性，直至造成足够的肠道损伤才会引起高 tTG 反应。

肌内膜 IgA 抗体检测。这是一个比较老的检测方法，测量免疫系统对这种肠道内肌蛋白的 IgA 反应。以前这种测试被认为是最可靠的，如今大多数专家认为 tTG 检测更好，许多医生也不再同时检测这两种抗体。

麦醇溶蛋白（脱酰胺）IgA 抗体检测。这项检测是测量对麦醇溶蛋白（组成麸质的蛋白质之一）的 IgA 反应。老一代的检测测量的是所有麦醇溶蛋白的 IgA 反应。而新一代的检测仅测量脱酰胺麦醇溶蛋白的 IgA 抗体。这项检测改变的原因是，在乳糜泻的情况下，麸质经消化产生的麦醇溶蛋白需进一步脱酰胺，即去除酰胺分子。而脱酰胺麦醇溶蛋白被认为是唯一造成乳糜泻的麦醇溶蛋白形式；对其他麦醇溶蛋白的免疫反应可能暗示对麸质敏感，但尚未达到乳糜泻的程度。研究人员认为，老一代的检测显示乳糜泻存在于更高比例的人群，得出了大量的假阳性检测结果（有异常结果的人并不一定患有乳糜泻）。医生们担心乳糜泻被过度诊断了。所以，现在这项新的检测旨在仅仅揭示真正对麸质（或脱酰胺麦醇溶蛋白）高度敏感，且达到一定程度可能导致乳糜泻的情况。第 182 页中讨论的针对非乳糜泻麸质敏感的麦醇溶蛋白 IgG 抗体检测，也已更改为仅检测脱酰胺麦醇溶蛋白部分。这种新检测的一个明显的缺点是，漏掉了许多患有非乳糜泻麸质敏感的人。许多做了新检测的患者会被告知对麸质不敏感，而实际上，他们可能是敏感的。很少有实验室会提供老一代的麦醇溶蛋白抗体检测（包括麦醇溶蛋白 IgG 和 IgA 抗体检测）；如果你的医生安排了这项检测，对于麸质敏感更实用，但需要通过专业的实验室进行。最后，无论是哪项检测，都没办法做到 100% 的准确；甚至有些患有乳糜泻的人在两种麦醇溶蛋白抗体检测中均不显示阳性。

网硬蛋白 IgA 抗体检测。这项较老的检测是测量对这种纤维组织的 IgA 反应（还能对 IgG 进行检测）。因仅有某些患有乳糜泻的人结果呈阳性，这项检测也不太常用。

总 IgA 抗体检测。这项检测应与其他麸质特异性 IgA 抗体检测一起进行。因为一般来说一些人的 IgA 抗体水平较低，即便患有乳糜泻，也不会对麸质产生 IgA 抗体，所以麸质 IgA 检测对于这些人来说并不准确。常规的总 IgA 抗体检测结果可以确认患者对麸质是否有反应，从而确认其他检测的准确度。

备注：以上所有的检测是否准确，仅针对正在进食麸质的人。对于进行无麸质饮食几个月或更长时间的人来说，很有可能检测结果显示正常。

基因检测（HLA-DQ）。 超过 90% 患有乳糜泻的人具有以下两个基因：HLA-DQ2 和 -DQ8。它们部分负责规划 T 淋巴细胞的自身免疫反应。检测这些基因的存在有助于确定一个人是否有发展成为乳糜泻的遗传风险。但这项检测有一个缺点：几乎一半的人至少有这两个基因中的一个。所以，该检测可能有助于预测具有这两个基因标志物的人患有乳糜泻的风险，也可以鼓励这些人进行无麸质饮食，但不能作为诊断乳糜泻的标准。

小肠活检。 这项检测由肠道专科医生进行，直接检测麸质导致的受损肠黏膜，被认为是诊断乳糜泻最准确的方法。要使得该项检测有效，患者必须进食麸质。因为乳糜泻是一种终身疾病，如果不及时治疗会带来严重后果。肠道专科医生强烈建议，在选择无麸质的生活方式之前进行这项检测来确认。

乳糜泻的诊断

乳糜泻的诊断完全基于检测结果。无论是 IgA 抗体检测还是小肠活检，接受检测的人其中一项主要的检测结果必须呈阳性。唯一一个例外是针对有严重麸质敏感相关症状的人，这些人症状非常明显，排除麸质后也有明显的缓解，但检测结果却正常。不过，这种情况很罕见。

诊断乳糜泻的步骤与其他食物敏感一样：症状暗示了问题所在，而进行检测则是评估成因。乳糜泻的诊断常常是医生在为一个有慢性肠道症状、免疫问题、过敏或神经症状的患者进行多种食物过敏和敏感检测过程中"偶然发现的"，医生很少会在这种患者身上只寻找乳糜泻。而在范围那么广泛的检测中，诊断的第一线索通常是血液检测结果呈阳性。

这些血检结果呈阳性的人是否应该在开始无麸质饮食前进行小肠活检，还存在争议。大多数肠道专科医生说需要活检，在做这么大的饮食转变前应先确诊。但我们不赞同，原因如下：如果你有症状出现，以及血液检测显示很有可能存在乳糜泻，那你没有别的选择，只能尝试无麸质饮食。如果你想等一等先进行小肠活检，得到的结果也不能改变现实。如果小肠活检结果异常，应选择无麸质饮食。如果小肠活检结果正常，仍应选择无麸质饮食，因为血液检查显示可能出现问题，但小肠活检可能会有所遗漏。这对儿童来说尤其如此，活检是侵入性的，加上药物镇静也有风险，成人对这项程序会耐受得更好。在我们的实践中，任何麸质 IgA 抗体检测结果异常的患者都应选择无麸质饮食。

采取无麸质饮食后，如果一个人的症状仍没有得到改善，很容易作出进行小肠活检的决定。这时候，重新添加麸质并完成小肠活检，不仅是为了诊断乳糜泻，也是为了检测其他慢性肠道疾病。当然，我们希望你在采取无麸质饮食后会感觉好些，不再需要做小肠活检。

开始无麸质饮食

你可能一直犹豫不决，把开始无麸质饮食的时间一拖再拖，也可能一直在否认进食麸质有问题。但现在，你已经做好了迈出第一步的准备，可能会对排除麸质或开始无麸质饮食是那么容易感到惊讶。长期的无麸质生活无疑是一个巨大的挑战。在开始撰写这本书之前，我的家庭已进行了 9 个月的无麸质饮食。直至这本书出版的时候，这样的生活方式已经持续了两年多。在家中控制麸质的摄入是很容易的事，但是外出就餐确实非常挑战。对此，我们已经有了解决方法，并且开始享受这种健康的生活。以下是我们对于如何开始无麸质饮食的一些指导。

第一步：了解应该回避什么

麸质是小麦（包括各种形式的小麦，如碾碎的干小麦、硬质小麦、全麦、卡姆小麦、粗麦粉、斯佩耳特小麦）、黑麦、大麦和黑小麦中的一种蛋白质。你必须回避所有含有这些谷物的食品，包括面包、谷类食品、意大利面、烘焙食品、预制食品。但这些成分并不总是显而易见的，我们列出了许多麸质的来源，你可能并没有认识到：

麸质的常见来源

饼干	人造肉
蓝纹奶酪块	牛肉干
麦麸	通心粉
糖果和巧克力棒	无酵饼①
调味品	肉丸
北非小米（couscous）	面条
饼干	燕麦（受小麦交叉污染）
烤面包片	比萨饼
饺子	沙拉酱
谷物粉	香肠
全麦饼干	市售调味料
调味肉汁	汤
热狗	发芽小麦/大麦、小麦胚芽

①犹太人在逾越节期间的食品，用不加入酵母的面粉、淀粉、水等烘烤而成。

塔博勒沙拉②　　　　　　　　　　照烧汁和其他酱料

这些食物都含有麸质，明确标注为无麸质的除外。

酒和麸质

　　一些蒸馏酒是用麸质制成的，包括威士忌、伏特加、杜松子酒（用非麸质成分制成的除外，如土豆制成的伏特加）。然而，大部分专家认为，蒸馏过程去除了所有的谷蛋白，所以成品酒应该不含麸质（即使并未标注为无麸质）。另一方面，啤酒中确实含有麸质，标注为无麸质的除外。非麸质谷物制成的蒸馏酒，包括几乎所有的朗姆酒和龙舌兰酒（使用麸质配料调味的除外），还有红酒，以上这些成年人都能享用。

第二步：了解你可以吃什么

　　现在好消息来了，有许多美味的选择能使你的饮食更完整。以下成分制成的面粉，能让你享用意大利面、饼干、比萨饼、面包，以及其他的烘焙食品。

杏仁（和其他坚果）　　　　　　　豆类（如鹰嘴豆）

苋菜籽　　　　　　　　　　　　　荞麦

竹芋　　　　　　　　　　　　　　奇亚籽

---

①中东地区的一道沙拉，用切碎的欧芹、薄荷、干小麦、洋葱等材料制成。

194

玉米	大米
亚麻	大黄
小米	高粱
燕麦（标注为无麸质）*	大豆
土豆	木薯
藜麦	画眉草

* 注：燕麦实际上是不含麸质的，但常在收割和加工过程中受到污染。如果标注为无麸质，那进食燕麦既安全又健康。

第三步：不要买无麸质食品

当你第一次采取无麸质饮食，并不是从一架子的无麸质食品中选购。无麸质的替代食物与普通的食物味道有很大差异。以面包为例，大多数无麸质面包不像平时你吃的面包那样，一般情况下硬、干、没什么味道。你可能会失望，希望你日后能找到一款好吃些的面包。对待其他零食也一样，如薄脆饼干、椒盐卷饼，还有其他小甜饼，现在只能放弃了。孩子可能会觉得难以接受。吃了好几年可口的零食，如今换成了不好吃的无麸质食品，即便是你也会抗拒。你要努力推动家人追寻新的生活方式，但也无须为难吃的东西感到压力重重。

相反，采取新饮食的头一两个月，仅仅是停止进食含麸质的食物就好，不用尝试寻找替代食物。各种零食都吃完了，孩子或许会让你去买他喜欢的饼干，但不久就想不起来了。小宝宝甚至不需要知道你正采取无麸质饮食。几个月后，一旦那股麸质的味道已经从嘴里消失了，你便能愉快地尝试更健康的选择来替代那些最想念的食物，孩子也会更愿意接受它们。你会买到一些吃起来像纸板一样乏味的食物，但也会发现许多令人惊讶的美味。看看网上的评论，从老朋友那儿打听哪个品牌好。在我的网站 DrBobsDaily.com，发布了一些我的家人最喜欢的新发现，包括一些美味的面包、谷物圈，甚至还有你意想不到的奥利奥的替代品。

第四步：一点一点地改变

别立刻全盘排除麸质。突然排除麸质的化学变化可能会引起情绪的波动，增加你对麸质的渴望。相反，允许你和家人用一个月的时间来达成目标。让孩子再享受最后几次足球比赛后的庆祝大餐，或派对中的生日蛋糕，在你最喜欢的意大利餐厅享受最后一顿有麸质的晚餐。无须细细查看每一种食物标签，生活在麸质污染的恐惧中，这是以后的事。以下是一些逐步排除小麦和麸质的方法：

晚餐。第一关，头几周的晚餐不再提供面包，也不做意大利面。晚餐用肉、家禽、鱼和蔬菜代替。

早餐和午餐。下一步解决其他的餐食。早餐不再有小麦等谷类、面包、贝果面包或英式玛芬。鸡蛋、肉、大米和无麸质谷类、燕麦片应变为常态。如果你开始尝试无麸质混合面粉，自制华夫饼和薄烤饼最终也能保留下来。午餐也不能再有面包或饼干。学校餐单中提供的一些无麸质的选择还不错（当然，也有不好吃的）。

零食。零食时间可以考虑坚果、干果、水果、蔬菜蘸鹰嘴豆泥、苹果蘸花生酱。处理掉那些柜子里最爱的麸质零食吧。

谢丽尔·西尔斯无麸质混合面粉的秘密

为了家人，鲍勃医生的太太一直在追寻完美的面粉替代品，来做好吃的薄烤饼和华夫饼，以及邻居非常喜欢的巧克力甜饼。她一直到处寻找那些吃起来不像无麸质食品的面粉替代品。无奈却找不到。要么做出来的面糊太稀了，要么就是太黏。所以她混合了好几个牌子的面粉，直到搭配成功了一种既适合烘焙又美味的无麸质面粉。实际上，她的巧克力蛋糕和南瓜面包甚至比以前更好吃。食谱中的面粉替代成了以下配方（混合了大米、土豆、木薯、高粱、杏仁和竹芋粉）：

- 混合面粉（品牌：Pamela's）——1/2 杯 +1/8 杯

- 无麸质中筋面粉（品牌：Trader Joe's Baker Josef's）——1/4 杯

- 任何品牌的杏仁粉——1/4 杯

- 作为提升口味的一个额外小技巧，她在所有烘焙食谱中都添加了 1 小勺香草，即便香草不在配料表中。

- 为了让最终成品变稠，这正是做巧克力甜饼需要的，她多加了一点混合面粉（品牌：Pamela's），少加了一点杏仁粉。我知道这里"一点"并不是准确的计量，但谢丽尔仍然巧妙地成功配出了无麸质混合面粉，真是一个很棒的烘焙师。

甜品。享受最后一份你喜欢的烘焙甜品，接下来到当地的无麸质面包店了解一下能吃些什么。开始使用无麸质混合面粉（参见第 197 页）来烘焙你的甜品，好好享受吧！幸好，冰淇淋不含麸质。

请记住，采取无麸质饮食的第一个月，并不是去寻找味道相当的替代食物。在初始阶段，更多的是简单地从饮食中去除麸质，让你的身体适应这项变化。

第五步：避免无麸质碳水化合物的超负荷

大家普遍会犯一个错误，就是用大米、玉米、土豆和其他无麸质的谷物和淀粉类食物来代替麸质。结果是许多人最终比正常饮食时进食了更多碳水化合物。这种碳水化合物过量产生的代谢作用和小麦过量一样不健康。此外，这些额外的淀粉类碳水化合物为肠道细菌准备了盛宴。正如第一章提到的，健康的益生菌在我们的肠道中茁壮成长，和不健康的细菌和酵母不断斗争。过量的碳水化合物为不健康的细菌提供了温床，导致肠道和身体其他部位的免疫失衡。而这也是我们在某种程度上不建议在无麸质饮食早期购买太多替代食物的原因。在第 14 章，我们将介绍一些健康的、低碳水化合物的无麸质饮食方式。把肠道的痊愈交给时间，你也可以再次享受碳水化合物。

第六步：100% 无麸质

为了实现无麸质饮食带来的全部益处，至少你得坚持好几个月。专家认为，只有花这么长的时间，身体才不会残留麸质及其带来的影响。许多人的效果立竿见影，如果你的情况并非如此，尽量坚持下去。听说一些人采取无麸质饮食后 6 个月及以上能看到巨大的改善。

为了评价无麸质饮食能否有帮助，你的生活将需要 100% 无麸质。如果部分无麸质的生活让你的情况有所改善，应该看看全面无麸质的效果如何。如果在减少麸质吸收的情况下，情况并未改善，可能是因为你对麸质高度敏感，直到全面无麸质才能看到效果。

你不需要永远保持 100% 无麸质。如果你完全看不到效果，可以重新添加麸质，继续探索引起慢性症状的原因。如果的确有效果，尽你所能保持无麸质一段时间，然后尝试看看是否可以耐受一定量的麸质。更多内容参见第 207 页。

本书对无麸质饮食只做了一个介绍。如果你认为这个做法是成功的，应该寻求额外的资源，探寻优化新生活的方式。有许多书籍和网上资源会告诉你所需的一切。以下是一些要点。

阅读标签。如今，人们越来越容易在食品标签上找到麸质的信息。所有市场上的无麸质食品都需要清晰标注在标签的前端。但一些生产商并不希望标注得那么明显，生怕吓走了顾客，对于普通人来说，没有麸质就意味着没有味道。看看最后的成分列表；大多数标签会列出产品含有的过敏原，如坚果、牛奶、鸡蛋、小麦。如果看到有小麦，就不需要读完全部的成分。如果没看到小麦，那几乎肯定是无麸质的；再扫视一下其他成分确定一下即可。你可能会看到这样一句话：可能含有小麦，生产该产品的设备同样也用来加工小麦……或其他类似的语句。这些食品并非特意添加小麦或麸质，对于我们这些不是高度敏感的人来说一般没什么问题。我们现在也吃这些"可能含有"的食物，只要小麦并不是成分之一。但是低含量的麸质会无意中污染这些食物，而对于那些患有乳糜泻的人来说，这可能是不安全的。你应该仔细观察进食后的反应，以确定自己的敏感程度。

以下是一些标签上不明显的麸质来源。

- 啤酒酵母
- 食用淀粉
- 菊粉
- 麦芽（糖浆、提炼物、醋、香精）
- 烟熏香味料
- 酱油（通常由小麦制成）
- 植物蛋白
- 植物淀粉

外出就餐无所畏惧。我们一家开始无麸质饮食后头几回外出就餐的经历挺吓人的；我们都很担心麸质污染，甚至没法好好享受美食。不过，我们很快学会了不在一个并非为无麸质餐食设立的餐厅里点无麸质餐。如今，我们会在网上查询或事先致电咨询，看餐厅是否有单独的无麸质菜单。这意味着除了从含有麸质的食物中去掉麸质成分和香料，餐厅应有一些美味可口的特定无麸质餐食供我们选择。别试图从普通菜单中拼凑出无麸质餐食，你很可能会对缺乏选择和口味感到失望。

想找快餐吗？一些快餐店有专用的炸锅来炸薯条（他们不会使用相同的炸锅来炸其他裹面包糠的油炸食品），所以你也能偶尔享受一番。用生菜包的汉堡或鸡块有些散乱，但它们正合我意。看看你的城市哪里能提供这个选择。当然，无论怎样，你也不应经常在外面吃吃喝喝。

以下是一些隐藏的麸质来源，如果你不小心，可能会在餐厅遇到它们：

- 肉丸和一些香肠（它们可能含有面包糠或面粉）
- 沙拉上的蓝纹奶酪碎（奶酪中的霉菌通常是在小麦或含面粉的培养基上繁殖的）
- 油炸薯条或墨西哥玉米片的油，会用来炸裹面包糠的油炸食品
- 沙拉酱
- 鸡肉菜肴（它们经常用面粉）
- 酱油或照烧汁
- 一些调味品，如烧烤酱和芥末

不要因为麸质而变得傲慢无礼，认为每个餐厅都应该迎合无麸质客人的需求，或者在服务员甚至完全不知道什么是麸质时表现得怒气冲冲。将来总有一天，你可以到处享受无麸质餐食。但现在，要知道自己在干什么，找一家可以提供一顿好饭菜的餐厅是自己的责任。在一场筹款晚宴中，我和妻子遇到了一盘裹了面包糠的鸡胸肉。我们要求重新用无麸质的方式烹饪，但我们得到的仅仅是鸡胸肉，没有其他了——完全没有任何调料或香料。另外，我们的沙拉上也没有淋无麸质的沙拉酱。虽然有一点点失望，但我们也没有生气，选择这种饮食方式是为了自己的健康，世界也不必为了我们的健康需求而卑躬屈膝。

购物。你的头几次无麸质食品采购之旅，计划花上平时 3 倍的时间吧。你可能想把孩子留在家里，因为需要集中精力处理这件事。我们建

议你从当地的健康食品店开始，这些商店会有一大片无麸质食品区，店里散落四周的商品上也可能贴有显而易见的无麸质标签。做好稍许失望的准备，你会发现某些食物味同嚼蜡。但是食品制造商已经开始在无麸质烹调方面表现得越来越出色，你会找到许多自己喜欢的食物的无麸质形式，和家人一起享用。目前，美国各地都开设了一些专卖无麸质食品的商店；你会惊讶地发现有如此多的选择。线上零售商是另一个有用的途径，其他人的评论也能引导你的选择。

去旅行？打电话提前计划

10 天的迪士尼乐园亲子游，这发生在我们进入无麸质生活几个月后。这场旅行让我们有点压力，想着没办法在 6 个不同的主题公园就餐而不受到麸质污染。但是，我们感到十分意外！迪士尼在无麸质饮食这方面遥遥领先，园内好几个餐厅都提供美味的无麸质餐食选择，甚至在游园地图上都有标注，而且迪士尼员工非常了解无麸质饮食。我们在其中一家餐厅享用了一份超级美味的牛排，孩子们直到如今还会谈论它。开始度假前，好好研究一下目的地，你会发现一切比想象中容易。

关于无麸质饮食的误解

无麸质热潮已经引起了太多的谬论和误解。一些狂热分子认为每个人的饮食都应该无麸质化。许多医疗人士会告诫你除非确诊，否则不应采取无麸质饮食。而食品公司则争相推出出售可口无麸质食品的连锁店。书籍、杂志、机构和网站不断涌现出关于无麸质饮食的建议。这种思想和信息的涌入导致了一些误解，我们想澄清以下几点：

100% 无麸质，否则功亏一篑。许多鼓吹无麸质饮食的人宣称，你必须始终坚持 100% 无麸质，否则身体将承受严重的后果。他们甚至说，接触了一丁点麸质都会引起免疫系统好几个月的大崩溃。对于患有乳糜泻的人来说，这千真万确；对于麸质的这种自身免疫反应，即使是少量接触，也会立即产生明显的反应，还会对免疫和神经系统有潜在的影响。但乳糜泻患者也是唯一一个适用于这个观点的人群。对于非乳糜泻性的麸质敏感，或小麦过敏，反应可能远没有那么可怕，也因人而异。关于这一组人群的耐受性研究很少，由于仍然缺乏真正系统的研究，我们不知道你应该多谨慎，以及长期暴露在低含量刺激中的后果是什么。暴露在麸质下会不会引起未经察觉的新陈代谢和免疫反应，在多年后才产生严重后果？还是会让你只有一些暂时的小症状，没有任何长久的影响呢？你会偶尔享用一块比萨饼，接受接下来 1 ～ 2 天感觉糟糕透顶的事实吗（或许这是值得的）？还是这样的违规行为，慢慢地侵蚀着身体，但你却不知道呢？

问题是，许多人把乳糜泻的应对措施运用到每个麸质敏感的人身上。这些人建议应每时每刻保持 100% 无麸质饮食，但大多数这方面的信息和建议偏重理论，还是应该视情况而定。在无麸质饮食的头几个月，你会觉察到自己或孩子是否会因此受益，以及在进食一些麸质时有没有产生明显的症状（参见后文"重新添加麸质"的内容）。如果你确实有症状，应尽可能保持无麸质饮食，时间越长越好。在未来的数年，各项研究将会为我们提供更多的指导。

我们一家还大开眼界了一回，有一次妻子和孩子在我们家的年度姜饼人自制比赛中吃了一些甘草糖，并丝毫没有怀疑甘草糖会含有麸质。我看到孩子在吃第二口时，便冲过去制止他。然后他非常惊慌，开始哭泣，喃喃地抱怨他搞砸了，如今他的身体要重新适应无麸质饮食。我们对他关于无麸质饮食有多么重要的教导太彻底了。于是，我们让他放心，这么一丁点儿不会引起什么伤害。当晚及第二天，他看上去挺好的，这件事也很快过去了。

这小小的一口会给我的儿子带来某些无法衡量的伤害吗？我们无从得知，甚至压根儿不知道他是否真的对麸质敏感。他的麸质 IgG 结果呈阳性（参见第 182 页），但这并不是一个确定性的检测。我们主要是为了自身免疫健康（儿子患有自身免疫性甲状腺疾病）才采取了无麸质饮食。他手臂上的慢性皮疹已经消失了，也变得消瘦了一点，但这是我们能意识到的所有表现。如果他对麸质敏感，那大概也是轻度敏感。从现在开始几年内，我们很有可能让他重新接触一些麸质，看看他的甲状腺能否承受得了。我分享这个小故事，是想让你知道意外情况可能随时出现，除非你确认麸质有损健康，否则大可不必为它疯狂。

我们也看到一部分对麸质反应严重的孩子，都患有自闭症。对于有些幼童来说，一顿含麸质的饭菜会引起数日到数周的行为恶化。比如，孩子的奶奶会责怪父母为了追随"无麸质潮流"变得太"吝啬"了，在照看小孙子时决定给他尝尝纸杯蛋糕。糟了！这使得孩子大部分的自闭症状持续了数周，怪也只能怪他的奶奶。父母是最了解孩子的人。其他家庭成员、朋友、老师能聆听并尊重父母的饮食选择非常重要。

无麸质饮食会缺乏必需的营养。这个误解是对无麸质饮食一无所知，无论在最好还是最坏的情况下，小麦不含任何其他食物中不易发现的单一营养。但你会听到一些医疗人员的警告，声称这项饮食会导致多种维生素、铁和蛋白质的缺乏。我看到许多有慢性胃肠道问题并需要采取无麸质饮食的孩子，被其他医生告诫不要这样做。的确，一个过去迷恋小麦等碳水化合物的孩子可能会存在一点营养不良的情况，因为他会拒绝你试图让他吃的更多肉、鱼、鸡蛋、坚果、水果和蔬菜，但这只是暂时的。当孩子的饮食范围再次扩大，爱上无麸质食物，营养便会回到正常水平，甚至还有可能更好。另外，肠胃和免疫系统的修复也会给孩子的健康带来更多益处。

我们看到采取无麸质饮食的孩子变得营养不良是自闭症的几个病例。这其中的一些孩子对于日常饮食中的任何变化都会表现出严重的厌恶感，他们可以绝食好几天直到你放弃，让他们吃自己喜欢的食物，但这只是极少数人。我们也看到在他们能接受的情况下，大多数患有自闭症的孩子在饮食上表现出了惊人的进步。

无麸质食品花费太高。如果你在购买无麸质食品，预计将比大部分食品花费更多。当这些食品更流行，价格或许会降下来。但如果你想为所有丰富的碳水化合物食品找到替代品，那花费就太高了：意大利面、谷类食品、面包、饼干、零食、小甜饼。你在这本书后面的部分会读到，对于有慢性过敏和炎症的人来说，低碳水化合物饮食是更健康的选择。因此，你未必需要买很多无麸质替代食品。

砷导致了无麸质饮食的危险性。这个说法部分正确，因为水稻对泥土中的砷有特别的亲和力，水稻作物会比其他的谷物吸收更多的砷。因此，饮食中大米比例高的人（无论是否来自无麸质饮食）会吃进更多的砷。一些无麸质食品是用大米制成的，采取无麸质饮食可能会增加对砷的接触，这是这种说法正确的部分。然而，无麸质饮食并不会使任何人暴露在高水平的砷之下。第一次有这个顾虑是在 10 年前，一开始的担忧来源于有机配方奶中含有的糙米糖浆会使进食这种配方奶的婴儿摄入过多的砷。从那时候开始，美国食品药品监督管理局及其他研究组织便继续针对这个问题进行探讨；你可以从 FDA.gov 网站上看到研究的进展。大米中的砷含量非常低，在适量的前提下可以安全享用。除了大米，应该交替进食多种无麸质谷类，丰富饮食，限制砷的吸收。但不要因为这份担忧，在你需要或希望采取无麸质饮食的情况下，却回避无麸质饮食。我们怀疑这个顾虑是由农作物种植者和生产商推广开来的，他们都试图把大家推离无麸质饮食这个选择，回归他们自产的以小麦为基础的食品。

如果你"意外摄入麸质"，要做些什么

一些报告显示，两种补救措施可能对意外摄入麸质的情况有帮助：活性炭（可在任何药店柜台购买）和消化酶（可在网上及保健食品商店购买）。如果你知道麸质对自己有负面影响，准备好这些补救药品并尽快在指导下使用。

重新添加麸质

任何人在采取无麸质饮食一段时间后，会好奇究竟要把无麸质进行到什么程度。

如果你对麸质的反应非常严重，并且看到无麸质饮食的效果不错，不用着急重新添加麸质。如果最初的变化很大，尽可能保持无麸质饮食，时间越长越好，甚至可以持续数年。如果你的情况并非如此——无论是症状还是改善程度都不明显，那尽快重新添加麸质吧。

我打算今后基本上保持无麸质饮食，但也计划着未来几年测试一下自己的界限，看看是否能在保证呼吸道健康的前提下耐受一些小麦。大多数人都希望重新添加麸质，我们也相信最终应该这样做，除非你被确诊为乳糜泻。

慢慢来

建议先尝试把最想念的早餐食物，以半份标准量重新添加。这样能给你一天的时间来观察自己或孩子感觉怎么样。为了促进吸收，接下来至少一周不再进食麸质。如果你没有发现什么问题，每周一次（尝试一份标准量）持续吃一个月。没问题的话，享用每周两餐含有麸质的饭菜。只要你没有发现任何问题，就可以继续扩大麸质饮食。一定要注意最初归因于麸质的那些症状，包括胃肠道症状、皮疹、疲劳或其他慢性症状。如果你对麸质真的非常敏感，可能会经历类似食物中毒的症状：呕吐、腹痛、腹泻。另外，如果有任何以往进食麸质未曾发生的新症状，也值得关注。

除了直接跳转到普通的小麦，也可以考虑先购买古代小麦制成的食物，如单粒小麦或二粒小麦，相对含有较少的麸质，且在过去几个世纪并未经过基因扩增。

如果在这个过程中的任何时候你发现了问题，再次恢复无麸质的生活，而这一次需要持续更长的时间（也许几年）。你可以决定今后该什么时候停止无麸质饮食。

再次检测过敏原

在无麸质饮食前，如果你曾有过异常的小麦或麸质检测结果，建议在开始重新添加麸质前，再做一次过敏原检测。这对于观察无麸质饮食后检测结果是否已恢复正常有帮助，大多数情况理应如此。如果你成功添加麸质并未发现任何问题，可以通过验血确认麸质检测是否恢复正常。对于再次检测并没有一个规定的等待期，应该和医生讨论。如果初次检测结果显示正常，除非医生建议，否则再次检测没什么意义。

这里有一个例外是：如果唯一进行的麸质或小麦检测是特异性 IgG 水平检测（参见第 182 页），且结果最初显示异常，再次检测可能没什么作用。IgG 水平可能会在几年内均偏高，甚至在无麸质饮食后仍然如此。研究人员尚未确认 IgG 水平作为开始无麸质饮食或恢复正常饮食的监测手段是否有效。

对待食物渴求需谨慎

如果发现再次进食小麦和麸质，会使你异乎寻常地渴望进食得更多，这可能是谷吗啡（参见第 179 页）起作用的征兆。即便你并未出现其他负面症状，也表明仍须采取无麸质饮食，这种类似药物的影响也足以表明麸质并不适合你。

与时俱进

在未来的几年，更多关于小麦和麸质敏感的准确信息将不断涌现。定期在线阅读更新自己的知识储备，向博学的医生询问新的进展。在 DrBobsDaily.com 网站，我将更新最新知识，并推荐我和家人发现的可口的无麸质食品。

第 9 章

其他食物过敏：花生、树生坚果、鱼类、甲壳贝类、鸡蛋、大豆、玉米，以及化学添加剂

在第 6 章，我们已经大体上介绍了食物过敏和敏感。你也详细了解了牛奶和小麦这两大最常见的元凶。但其他食物也应该关注：花生、树生坚果、鱼类、甲壳贝类、鸡蛋、大豆。上述八大类食物造成的食物过敏约占 90%。这一章将补充一些更具体的细节，并为诊断和治疗提供指导。而玉米过敏和敏感引起的问题也日益严重。另外，一些食物中的化学添加剂也会触发过敏或敏感反应，包括味精、食用色素和其他人工成分。这一章也会探索这些问题。

我们要注意到，所有的过敏性疾病在发达国家都呈上升的趋势，因此食物过敏发病率的上升很有可能归咎于现代化带来的许多环境和营养因素（参见第 19 页）。食物过敏在许多发展中国家非常罕见，那里儿童的成长环境远不及无菌化的发达国家。这为卫生假说提供了可信度，它认为暴露在户外、动物、灰尘和细菌中（美国的婴儿经历得很少）实际上可以改善免疫系统并减少过敏。

花生过敏

位列牛奶和小麦之后，花生或许是下一个最常见的过敏原。但花生造成严重的全身性过敏反应的概率远比小麦和牛奶高，而这个问题也日益严重。研究显示，花生过敏在 1997 ～ 2008 年的发生率几乎增长了 3 倍。增长的原因尚不明确，但有一部分归咎于美国大豆的基因变异。花生和大豆属于同一类食物（其实花生与树生坚果没有关系；相反，它属于豆科植物的成员，而豆科植物包括大豆、扁豆、豌豆和其他豆类）。从 1996 年开始，美国使用的超过 90% 的大豆都经过基因变异。在过去的 20 年里，大豆逐渐成为食品和其他产品的添加剂。新一代的孩子在成长过程中几乎每天都接触到转基因大豆。而理论上，儿童对于这种人造大豆越来越敏感，这反过来也使得他们对花生产生了交叉反应。自 1996 年来，花生过敏和大豆过敏都大幅度上升，这是一个巧合吗？尚不清楚。曾担任过食品业分析师的罗宾·奥布莱恩（Robyn O'Brien）在其《不健康的真相》（*The Unhealthy Truth*）中对这一现实进行了更详尽地探讨。她披露了一些令人惊心的关于食品工业和转基因食品的信息。

如果你或家人已确诊为花生过敏，或怀疑对花生过敏，第 6 章已囊括了你需要了解的过敏原检测方法。第 11 章 "全身性过敏" 讲述了你应如何作好准备来应对过敏反应。确诊为花生过敏，一定要携带肾上腺素注射剂，在紧急情况下可以自己注射。本章将针对你应该知道的那些避免接触花生的好方法展开讨论。

如何避免接触花生

由于全身性过敏（十分严峻、威胁生命的过敏反应）发生的可能性很高，花生过敏患者应该特别谨慎。以下是一些需要注意的明显和不那么明显的花生来源：

交叉污染。仔细阅读食品标签，避免任何标注 "可能含有花生或该设备也用于生产花生" 的食物。地面上的花生粉末容易在空气中传播，污染附近的食物或留在设备上。

花生油。由于触发过敏的是花生的蛋白质部分，专家们认为，精制的花生油对大多数过敏的人来说是安全的，因为它不应该含有任何蛋白质。经冷榨、浸出或压榨的花生油不纯粹，大多数花生过敏患者不应食用。你可以向过敏专科医生咨询，根据自身具体情况选择。

隐藏来源。花生可以出现在意想不到的地方，如酱汁、甜品和宴席上的各式菜肴（尤其是亚洲、墨西哥和非洲菜）。以下是食物或环境中需要注意的不明显来源：

- 糖果
- 巧克力棒
- 小甜饼
- 冰淇淋或冰淇淋上的花生碎
- 谷类食品
- 酱汁
- 卤汁
- 各式亚洲菜肴

- 花生酱
- 沙拉吧中的花生碎
- 什锦果仁
- 格兰诺拉麦片和能量棒
- 餐厅里的辣椒油、汤或肉汁
- 其他可能用同一设备制成的坚果酱
- 墨西哥辣巧克力酱

脱敏治疗

与许多其他过敏不同，目前尚不存在任何支持使用脱敏针治疗花生过敏的协议（许多其他食物过敏也没有）。然而，一些新研发的专门针对花生的食物激发试验看起来大有希望。食物激发在过敏专科医生的诊所里进行，从每天进食极少量的花生开始，逐渐增加剂量，并监测患者的反应，同时需要准备好急救用药。如果耐受，这个过程便可在家里进行，定期到医生诊所增加剂量。舌下免疫治疗（将过敏原片剂含服在舌下）也针对花生过敏进行了研究，并可能会在未来几年内开放使用。

成分过敏原检测

第 136 页已经介绍过，赛默飞世尔公司的 ImmunoCAP 这种新型血液检测系统可以测定 5 种不同的花生蛋白质过敏，标记为 Ara h 1、2、3、8 和 9。Ara h 1 型到 3 型过敏会引起最严重的过敏反应。Ara h 9 型过敏反应的严重程度不确定，只有 Ara h 8 型过敏反应最轻，不太可能引发严重过敏反应。了解这样的结果可以帮助你计划该如何谨慎地应对花生，以及是否需要携带肾上腺素注射剂。

普遍存在的问题

人们会随着年龄增长摆脱花生过敏吗？ 经确诊花生过敏的儿童有 20%～25% 的机会在青年期脱敏。口服脱敏治疗会提高脱敏的成功率。另一方面，在成年期爆发花生过敏则很有可能无法脱敏。

我应该如何防止孩子花生过敏？ 关于这一点大家意见不一。大部分研究表明，没有花生过敏的家庭，应尽早在饮食中添加花生，降低过敏的风险。那些倾向于早期添加花生的国家过敏率要比延迟添加的国家低。母亲在孕期及哺乳期进食花生也会降低孩子花生过敏的概率。我们一般建议在 9～12 月龄为宝宝添加花生酱，没有必要延迟添加。

如果花生过敏在家庭中遗传怎么办？ 自身有花生过敏的父母可能不愿意让孩子进食花生。可惜，针对这些儿童是否应在早年不吃花生的各项研究，并未提供一个明确的解答。如果母亲对花生过敏，显然在孕期和哺乳期并不会进食花生。但或许应遵医嘱在宝宝 9～12 月龄小心地尝试添加花生酱。如果只有父亲过敏，母亲不应在孕期和哺乳期排除花生，因研究表明，父亲虽有遗传，但母亲在饮食中添加花生可通过母乳防止孩子过敏。

对待花生需要多谨慎呢？这取决于每个人的过敏反应史。并非每个检测出过敏或有过敏反应史的人都需要生活在 100% 无花生的环境中。或许你的孩子可以与其他吃花生的人待在一起。另一方面，一些人仅仅是因为闻到花生的味道，或者在房间内吸入容器里花生的气味便会产生过敏反应，这种情况下发生全身性过敏反应非常罕见。理论上，100% 排除花生有助你脱敏；但实际上，定期接触少量的过敏原可能有助于你最终变得不那么敏感，这就是脱敏治疗的逻辑。随着时间的推移，你便会知道对待花生应该有多谨慎，而医生也会在这个问题上提供建议。

树生坚果过敏

树生坚果包括核桃、山核桃、杏仁、腰果、开心果、榛子、栗子、夏威夷果、巴西坚果。花生，如前文所述，并不是树生坚果，而是豆科植物。然而，实际上花生过敏的大部分信息（反应严重程度、诊断检测、排除食物来源）几乎与树生坚果完全相同。25%～50% 对花生过敏的人也会对至少一种树生坚果过敏。不过，预测树生坚果的脱敏率相对于花生更低，大概有 10%。儿童的坚果过敏率甚至比花生过敏率增长速度更快；自 20 世纪 90 年代中期以来已增加了 5 倍，如今约 1% 的儿童对树生坚果过敏。

普遍存在的问题

椰子属于树生坚果吗？ 不是，椰子是一种水果，对坚果过敏的人可以吃。另外，需要澄清的是，肉豆蔻、南瓜、荸荠不是坚果。松子被认为是种子，而不是坚果。

如果对一种树生坚果过敏，可以吃其他树生坚果吗？ 关于这一点大家意见不一。许多人检测出对多种树生坚果过敏，便立即排除所有的坚果。一些人仅有一个检测结果呈阳性可能会小心地尝试其他坚果，并进

花粉与食物的交叉反应

有一个有趣的症状，对豚草、桦树花粉或牧草过敏的人，当他们在生吃以下这些食物时，嘴唇或喉咙会产生轻微的过敏症状（瘙痒和肿胀）：苹果、香蕉、胡萝卜、芹菜、樱桃、黄瓜、夏威夷果、猕猴桃、甜瓜、橙子、桃子、花生、梨、李子、土豆、大豆、西红柿和西葫芦。这些人并不是直接对这些食物过敏，食物过敏原检测常会显示正常的结果。相反，他们是对花粉过敏，当生吃这些食物时，他们的 IgE 抗体才会对这些食物发生交叉反应。这个现象叫作口腔过敏综合征，或称之为与花粉相关的食物过敏综合征。幸好，过敏反应轻微且短暂，而这些食物也无须排除，除非对你造成真正的困扰。

食直到耐受。过敏专科医生会针对你的情况给予指导。

如果我对树生坚果过敏，可以吃花生吗？ 答案或许是肯定的。医生在评估树生坚果过敏时，有可能会为你进行花生的过敏原检测，而这些检测结果会帮助你回答这个问题。你应遵从相同的准则，排除前文提及的不明显的花生来源，但可以遵医嘱享用未经污染的花生制品，只要你确认该产品在生产过程中没有受到树生坚果的交叉污染。

鱼类和甲壳贝类过敏

鱼类和甲壳贝类可能有点类似，但其实有很大区别。一些人会对这两者都过敏，但更常见的是对其中一种过敏，而可以安全地享用另一种。

鱼类过敏

对鱼类过敏的人有时候是对所有鱼类过敏。但鱼类是饮食中非常重要和健康的一部分，有必要向过敏医生咨询，并确定哪一种鱼可安全进食。可选择对某些特定种类的鱼（比如鳕鱼、鲑鱼、金枪鱼）进行过敏原检测，有助于你确定过敏的范围有多大，但对于许多其他种类的鱼，目前还没有特定的检测可供使用。医生会指导你寻找有可能不过敏的鱼。对鱼类过敏的人可能会脱敏，但大多数情况并不会。

甲壳贝类过敏

甲壳贝类过敏比鱼类过敏的问题大得多。和其他过敏相比，甲壳贝类过敏更常见，产生的全身性过敏反应也更严重。儿童对甲壳贝类过敏非常罕见；一般是从成年期发展起来的，且几乎所有的患者都将遭遇终生过敏。对一种甲壳贝类动物过敏的人一般会对所有的甲壳贝类过敏。甲壳贝类有以下两种类型：

甲壳类动物。包括螃蟹、龙虾和普通的虾。对其产生的严重过敏比对软体动物（见下）更普遍。针对每一种甲壳类动物都有单独的过敏原检测，但在实践中，对一种甲壳类动物过敏的人一般建议回避所有的种类。

软体动物。蛤、牡蛎、扇贝和贻贝是引起过敏反应的主要软体动物。章鱼、鱿鱼和蜗牛也是软体动物，但对它们的过敏通常与前面主要的几种软体动物过敏无关。对某些软体动物可以进行特定的过敏原检测。

鱼类和甲壳贝类的隐藏来源

下面有一些具体的食物情况需要注意：

海鲜餐厅。如果你的过敏很严重，避开专门的海鲜餐厅，因为几乎不可能避免交叉污染。另外，也要避开鱼市场。当你去一家非海鲜餐厅时，确保店员知道你对什么过敏。鱼类和甲壳贝类蛋白质在烹饪时气味可能会进入空气中，严重过敏者应该远离。

食品标签。如果涉及甲壳贝类（尤其是甲壳类动物），食品标签中会非常明确地标出。鱼类和甲壳贝类很少隐藏在人们不太注意的食物中，虽然可能会在一些出人意料的地方发现鱼类：如辣酱油、凯撒沙拉酱、人造蟹肉（实际上是鱼肉）。常使用在亚洲菜肴中的鱼汤，也可能含有甲壳贝类。

鸡蛋过敏

鸡蛋过敏是一项特殊的挑战，因为鸡蛋广泛地应用于烘焙中，也是早餐最重要的组成部分。另一方面，鸡蛋在过敏者中不易触发全身性过敏反应。相反，鸡蛋的反应多发生在皮肤上。鸡蛋过敏常发生于婴幼儿时期；对于患有湿疹或荨麻疹的婴幼儿，你和医生应排除鸡蛋过敏（以及牛奶和小麦）的可能性。大多数（75%）鸡蛋过敏的人会在成年期脱敏。

至今为止，对于鸡蛋过敏，尚未有类似花生过敏的主流脱敏疗法。然而，研究人员已得出前景乐观的脱敏方法。过敏专家很有可能会在未来几年内开始提供这个选择。此外，大多数对鸡蛋过敏的人仅对蛋清过敏，而非蛋黄，而大多数过敏原检测也仅测量蛋清的蛋白质。如果没有过敏症状，这些人可遵医嘱享用蛋黄。以下是一些特别针对鸡蛋过敏的详细内容。

鸡蛋的隐藏来源

这些并不十分明显的可能含有鸡蛋的食物，也会在你脸上留下皮疹：

- 几乎所有的烘焙食品（网上可找到无蛋配方）
- 某些肉馅糕和肉丸
- 某些奶油馅料和卡仕达酱
- 砂锅菜
- 罐头汤

- 沙拉酱
- 冰淇淋
- 鸡蛋替代品（常含蛋清）
- 蛋黄酱
- 某些棉花糖配方

- 蛋白霜
- 牛轧糖
- 某些面条
- 烘焙食品上有光泽的淋面

成分过敏原血液检测

对于鸡蛋，赛默飞世尔公司的 ImmunoCAP 系统提供类似于花生和牛奶过敏的血液检测。这项检测主要衡量对卵白蛋白的过敏情况，而这种蛋白质容易受热分解；主要对该蛋白过敏的人可能对煮熟的鸡蛋耐受，未来也很可能脱敏。卵类黏蛋白是进行检测的第二种蛋白质，受热不分解；对这种蛋白过敏的人必须完全回避生熟鸡蛋，未来不太可能脱敏。

鸡蛋过敏与疫苗

儿童时期有两类常规疫苗含蛋制品。麻腮风疫苗在病毒培养的生产过程中会遗留微量鸡胚蛋白质，其含量极少不太可能引发过敏反应。即便你对鸡蛋过敏，也可以接种麻腮风疫苗。

然而，流感疫苗是另外一回事。所有的流感病毒均使用鸡蛋培养，大量的蛋白质遗留在最终的疫苗溶液中。主流医学对这个问题的看法是，疫苗反应的风险很小，而流感疫苗很重要；因此，对鸡蛋过敏的人仍应接种该疫苗，如发生过敏反应，医疗人员应做好救护的准备。在我们诊所里，一般不向鸡蛋过敏的患者提供流感疫苗接种，患有潜在的心脏病、哮喘或免疫缺陷而必须接种疫苗者除外。对这类人群，接种流感疫苗的益处远远高于过敏反应带来的轻微风险。对于身体健康且无潜在医疗状况的鸡蛋过敏者，可能不愿意为接种疫苗冒险，请咨询你的医生。

大豆过敏

近十年来，这种看似健康的食物遭到抨击，原因有以下几点：第一，由于它具有类似雌激素的特质，许多保健专家建议有限制地摄入。第二，几乎所有美国的大豆都是转基因的，这也使得大豆变得更容易过敏。另外，大豆与花生均属于豆科植物，这两种食物的蛋白质结构类似，之间有着相当多的过敏性交叉反应。但也许大豆对过敏情况最显著的影响是，如今它无处不在。如果大豆仅仅存在于酱油、豆腐和蔬菜汉堡中，许多人也只是偶尔接触。但相反，属于过敏原的大豆存在于大量的日常食品和产品中；大豆是大多数加工食品的添加剂，也（作为卵磷脂）用在许多维生素保健品和非食物产品中。一些专家认为，像这样几乎每天接触转基因大豆导致了过敏性疾病的整体上升；罗宾·奥布莱恩在《不健康的真相》一书中更详尽地对转基因大豆，以及花生和玉米的争议展开了讨论。

关于大豆过敏，令人欣慰的一点是，大多数过敏者的反应都是轻微的，引起全身性过敏反应的情况极为罕见。大多数反应表现为过敏性皮疹，或情绪和行为问题。所以，好消息是大豆过敏不会致命。但如果你对大豆敏感或过敏，却毫不知晓，每天仍然接触转基因大豆会导致长期的问题。大部分儿童随着年龄增长逐渐不再对大豆过敏（约 70% 的儿童到 10 岁会脱敏），而多数也不会再对大豆敏感。以下是你需要知道的关于大豆的那些事儿。

大豆隐藏来源

大豆很少隐藏在我们不知道的地方。在成分列表中常作为大豆、水解大豆蛋白、黄豆或大豆卵磷脂出现，你能轻易找到。以下是一些可能不那么明显的常见来源。

- 植物油
- 人造黄油
- 蛋黄酱
- 巧克力和巧克力甜品
- 烘焙食品
- 某些罐装金枪鱼
- 加工肉制品
- 某些熟食肉类
- 热狗
- 炸鸡块
- 汤
- 酱料
- 肉类替代品
- 香肠
- 果昔粉
- 市售混合调料
- 毛豆
- 能量和营养棒
- 某些坚果酱和低脂花生酱
- 人造肉
- 植脂末
- 多数维生素和营养保健品
- 大多数亚洲菜肴都含有大豆，常见形式为：豆腐、味噌、纳豆、豆渣、酱油、大豆蛋白、豆豉、照烧汁和腐竹

行为与过敏反应

对于大豆产生典型过敏反应的人，可能进食某种形式的大豆不会产生反应，比如可能对大豆卵磷脂和高纯度豆油耐受。另一方面，如果儿童的大豆敏感表现在行为上，那么可能就完全不能接触任何形式的大豆

了。另外，许多牛奶敏感体现在行为上的人也会对大豆敏感。最后，对大豆产生的许多反应可能是因为它的基因改造；有机、非转基因大豆应该是没问题的。实践会帮助你理清这些变化。

大豆雌激素的争议

即便是大豆不会造成敏感或过敏，关于大豆是否可以食用的争论仍在继续，目前还没有明确的答案。一些保健专家认为，食用发酵大豆食品才是进食大豆最健康的方式。这包括豆豉、味噌、纳豆，以及传统发酵方式酿造的酱油。总有一天，各项研究将会为大豆过敏这个难题提供明确的答案。而现在，就如生活中的方方面面，最佳的建议便是适量而行。

玉米过敏

大多数常见过敏性食物中均没有发现玉米。这是因为传统上只列出了八大项过敏食物。但如果包含第九项，那便是玉米。玉米有着大豆令人担忧的属性中的两种：大部分经基因改造，以玉米糖浆形式存在于许多食物中。讽刺的是，低敏婴儿配方奶粉（用于对牛奶配方过敏的婴儿）使用玉米糖浆增甜。玉米过敏是越来越多美国人面临的一个日益严峻的挑战；那些有食物过敏症状的人应考虑玉米可能是元凶。而玉米也会触发儿童的行为问题，对于尝试无奶、无麸质和无大豆饮食却没有进展的儿童，应该考虑回避玉米和玉米糖浆。西尔斯家族有一个孩子对玉米糖浆表现出行为上的极度敏感，我们在实践中也偶尔看到这种情况。

食品添加剂和防腐剂的过敏和敏感

最后，我们以此来结束对食物过敏的讨论，提醒大家要注意现代食品工业中使用的各种化学添加剂。从前，当地的农民把肉、蛋、奶和农产品拿到镇上卖，而面包师每天清晨早起为镇里人准备面包，但这些日子不复存在了。现代社会发展要求食物必须经过防腐才能安全地分销和出售，但我们对食物所做的一切是完全没有必要的：人工色素、香精、甜味剂，加上农药和其他化学添加剂，已成为现代人食物中的一部分。出于某些原因，食品制造商认为食物必须要颜色明艳、超级甜，充斥着额外添加的味道。也许是因为这样的食物能卖得出去而健康的食物则不能。或是因为健康的食物价格更高，所以许多人更愿意购买便宜的食物。加上我们许多人教给了孩子一些采购食品的坏习惯：谷物圈要买颜色鲜艳的，零食要甜的而且小包装方便携带，每一餐都必须有白面包（或是带点浅棕的"全麦"色）。而当我们吃一整块新鲜水果作零食时，天哪，简直是天理不容。

如果你或是家人有慢性过敏或行为问题，是时候理一理这些事了。化学添加剂有损免疫系统，引起炎症，使得过敏性疾病更加严重。食品中化学添加剂引起的典型过敏反应相当罕见，但也的确会出现。另一方面，行为上的反应却是相当常见。针对化学添加剂过敏或敏感的检测被视为不准确；相反，限制饮食后再重新添加是诊断过敏或敏感的标准方法。即使你身体健康，本节讨论的变化对你也是有好处的。

有趣的是，一些天然存在的化学物质在某些天然食品中含量很高。它们是草酸盐、酚类和水杨酸。这些物质对于大多数人来说是无害的，但某些人仍会在行为上表现得敏感。我们会在后文中详细讲述。

最常见的化学添加剂过敏和敏感

以下是最有可能导致食物敏感体现在行为上的化学元凶，在某些情况下，你甚至会过敏。

味精。味精作为鲜味剂用于许多汤羹、肉汁、调味食品、食品配料粉、人造肉、酱和卤汁中。我们推测会引起头痛、神经症状、多动症、注意力不集中、肠道问题，以及许多其他症状。然而，一些研究却没办法明确，进食少量到中等量的味精是否会引起有害症状。

味精的成分中最令人担忧的是谷氨酸。谷氨酸是一种氨基酸，是人体新陈代谢中必不可少的一部分。令人担忧的不是谷氨酸本身，而是由于摄入量的增加引起有些人对其产生反应。在大剂量下，这种氨基酸会让大脑激素兴奋起来，从而触发不适的神经或身体症状。避免这种反应的关键是避免大剂量人工添加的谷氨酸，无论是味精还是其他形式。以下是食品中谷氨酸的一些隐藏来源：

- 水解植物蛋白
- 自溶酵母
- 水解酵母
- 酵母提取物
- 分离蛋白
- 谷氨酸盐
- 某些加工蛋白（乳清蛋白、大豆蛋白、酪蛋白、人造蛋白）
- 改性酶

人造食用色素。在所有触发行为问题的化学制剂中，人造食用色素名列首位，任何颜色（比如诱惑红）都会引起问题。我们诊所针对每一个咨询行为问题的患者都会建议先从除去所有人工色素开始。对人工色素的过敏反应是非常罕见的。

人造香精。这些化学制剂来源于各种不寻常的动物器官、石油或煤焦油。你通常会发现它们以"人造樱桃香精"这种方式标注出来。然而，香兰素，一种常用的人造香精，在食品包装上却没有标注"人造"。这种物质的过敏反应比较罕见，常表现为行为上的敏感。

人造防腐剂。它们会引起行为反应及过敏症状。尤其是亚硫酸盐，已确认会引发很多哮喘患者发生喘息。健康食品制造商已经转向使用更多的天然成分来保存食物，但传统的食品制造商仍然使用以下人造防腐剂，你可以在标签上找到：

- 丁基羟基茴香醚（BHA）
- 二丁基羟基甲苯（BHT）
- 特丁基对苯二酚（TBHQ）
- 硝酸盐
- 硫酸盐
- 苯甲酸盐

人造甜味剂。它们甚少发生过敏反应，但会影响行为。以下是你可以找到的相关字眼：

- 阿斯巴甜代糖（纽甜、甜味素）

- 糖精（纤而乐代糖）

- 三氯蔗糖（善品糖；或许比前两者好）

- 玉米糖浆（虽然这不是人造甜味剂，但一些人对玉米敏感）

- 高果糖玉米糖浆（也不是人造的，但对血糖和胰岛素平衡可能产生负面影响，因此名声不好）

两种最健康的天然代糖是甜菊糖，由植物甜味菊制成，以及木糖醇，由白桦树皮制成（有些木糖醇是玉米制成的）。蒸发的甘蔗汁是另一种常见的、安全的替代品。适量的白砂糖可能比人造糖更安全。

农药。食物中残留的农药不会引起直接的过敏反应，但它们对人体内分泌系统的影响可能会导致慢性过敏性疾病。农药很少会引起明显的行为反应，如多动或偏激行为。然而，农药具有神经毒性，这意味着它们会杀死脑细胞。因此，它们最终会影响大脑的发育和运作。不论何时，尽你所能避开农药。如果你无法全部购买有机食物，以下是你和家人应避免的农药含量最高的食物：

- 苹果
- 芹菜
- 圣女果
- 黄瓜
- 葡萄

- 辣椒
- 进口油桃
- 羽衣甘蓝
- 桃子
- 土豆

- 菠菜
- 草莓

- 西葫芦
- 甜椒

这个名为"肮脏果蔬"的列表，由美国环境工作组公布并定时在网站上（EWG.org）更新。

一个绿色的家

这并非如字面所述。但是你应该意识到化学制剂不仅仅来源于食物，还存在于我们日常生活中使用的许多产品中，包括餐具、水瓶、玩具、化妆品、家具、个人卫生用品、衣服、家用清洁剂和许多其他物品。塑料和阻燃剂是我们免疫系统和神经系统最严重的入侵者。你应尽量通过限制接触化学制剂来绿化你的家园。EWG.org 网站上有许多有用的家庭清洁指南。

酚类和水杨酸。这是两类天然存在并以食物为基础的化学物质，会刺激神经系统并触发行为问题。它们也作为人造添加剂在一些食物中存在。对其敏感的症状包括多动、偏激行为、易怒、红脸颊、红耳朵、睡眠问题、夜间尿床（或白天也会意外尿湿），也会引起典型过敏症状，如湿疹和荨麻疹，但不太常见。本杰明·法因戈尔德博士（Benjamin Feingold）最初形成了在饮食中限制这两种化学物质的想法（他在 1973 年倡导法因戈尔德饮食）作为缓解过敏性疾病和行为紊乱的一种方法，也有一些研究来支持他的理论。在法因戈尔德博士的网站、著作，以及其他建立在他思想基础上的网站中，对酚类和水杨酸进行了全面的讨论，没有准确的方法来预测或检测某个人是否对它们敏感。怀疑有上述症状的儿童，其过敏原检测结果可能是正常的。有慢性情绪或行为问题的儿童或成人尝试排除以下食物，可能从中受益。

- 前面已列出的几乎所有的人造添加剂、防腐剂、色素和香精，酚类含量都很高，排除它们是法因戈尔德饮食首要、也是最重要的一步。
- 水果：苹果、杏、葡萄、葡萄干、桃、油桃、橙子、李子、西梅和菠萝
- 蔬菜：甜椒、辣椒、西红柿、腌菜、黄瓜
- 大多数浆果
- 杏仁
- 咖啡、茶和可乐
- 蜂蜜
- 大多数调味品：辣椒、辣椒粉、肉桂粉、孜然、咖喱、莳萝、芥末、牛至、红辣椒、胡椒、迷迭香、鼠尾草、龙蒿、姜黄、百里香

这些食物中的大部分都非常健康；因此尝试排除时应与其他疗法或饮食法独立开来，这样你就可以准确地评估是否值得去除这些营养食品。首先，回避人造食品，在不减少食物中天然的酚类和水杨酸的情况下，观察是否有显著的改善。接下来，减少含有酚类和水杨酸的食物，看看带来的好处是否值得进一步减少这些健康的食物。这些化学物质会使人上瘾，如果你的孩子喜欢把一切都淋上西红柿酱，这或许是对敏感食物异常渴望的迹象。如果你确定这样的饮食有帮助，进一步阅读网上更详

细的可排除食品清单。不必永远遵循这种排除饮食法，当身体痊愈，你就会知道接下来自己可以耐受什么食物了。

草酸盐。草酸盐是另外一种天然存在于许多健康食物中的化学成分，少量进食是无害的。我们健康的肠道细菌能够使草酸盐无害地通过粪便排出。然而，有着不平衡的肠道菌群，以及有炎症、肠漏症的人可能会吸收过多的草酸盐，它们分布在血液中，会在已经发炎的身体组织中结晶，引起疼痛和身体组织进一步发炎。这可以表现为多动、严重的易怒、行为失控，或神经发育迟缓，也能引起肾结石。

草酸盐敏感是食物的行为反应领域中一个新兴的话题。有越来越多的研究表明，草酸盐敏感能引起食物相关的行为问题，但不足以使它成为一个共识。大多数实验室通过尿液检测草酸盐水平。但尿液中含有高浓度的草酸盐并不能说明结晶会引起任何问题。目前唯一的治疗方法是限制饮食中高草酸盐食物出现的次数。含有高草酸盐的食物包括：

- 大豆和其他豆子（黑豆、芸豆、菜豆、花豆）
- 小麦和黑麦
- 胡萝卜、西红柿酱、橄榄、土豆、红薯和菠菜
- 橙子
- 巧克力和茶
- 树生坚果（杏仁、腰果、榛子、核桃）、花生和芝麻

如果你对草酸盐敏感，那么排除或至少限制这些食物数月应该能看到行为上的改善。在两个月内逐渐减少这些食物，突然排除所有的草酸

盐食物只会使得身体组织中过多的草酸盐流入血液，导致症状恶化。如果你确实觉得有所改善，在网上多搜索更详细的草酸盐食物列表，确保全部排除。最详尽的在线资源可查看 LowOxalate.info。

另外一种解决方法是治愈肠漏症，并恢复肠道细菌。限制草酸盐食物可能对短期行为问题有帮助，但长期来看不是必须的。第 14 章将讲述为了长期健康着想，应如何治疗肠漏症和减少身体炎症。

搬去有机农场

为有食物相关行为问题的患者做咨询时，我们常开玩笑地建议他们搬到有机农场生活。但说真的，我们强烈建议这些家庭采购和进食有机食物，就像居住在有机农场里一样。这意味着几乎不买任何预包装、大批量生产或保质期长的产品。你吃的所有农产品、乳制品、浆果、坚果和鸡蛋都应该是有机的，肉类应该是草饲和有机的，食物也应是完整的、新鲜的，而不是人为加工的。蔬菜应该是真正的蔬菜，而不是膨化零食。尽你所能改变家人的饮食吧；家人的食物敏感越严重，需要的转变越大。

第 10 章

其他食物过敏和敏感综合征

除了前几章中提到的食物过敏问题，越来越多的儿童受到 3 种新发现的食物敏感综合征的影响，知道的人却很少。它们是嗜酸细胞性胃肠道疾病（嗜酸细胞性食管炎、嗜酸细胞性胃肠炎、嗜酸细胞性结肠炎），食物蛋白质引起的肠炎综合征（FPIES）及组胺不耐受。胃食管反流也是食物敏感综合征之一，还有果糖吸收不良，以及婴儿肠痉挛。本章将会简短地讨论每一个问题，带你踏上诊断和治疗之路。

嗜酸细胞性胃肠道疾病

这些是最近才被医学界认可的过敏性疾病。不同于第 16 页描述的有肥大细胞和其他免疫细胞参与的 IgE 介导的常见过敏反应，免疫细胞中的嗜酸性粒细胞在这些疾病中起到主要作用（嗜酸性粒细胞是引起过敏反应的白细胞之一——参见第 12 页）。其潜在的机制是对食物的过敏 /炎症反应（可能是花粉和其他空气中的过敏原）引起胃肠道黏膜的嗜酸性粒细胞释放出对抗过敏原的化学物质。这些刺激性化学物质会引起胃肠道区域的发热和疼痛感。其他细胞，如淋巴细胞和肥大细胞，也被认为参与了发炎过程。

迄今为止，鉴定出了 3 种不同的嗜酸性胃肠道疾病，并根据胃肠道反应的部位来命名，分别是：嗜酸细胞性食管炎，发生在食道或咽喉下部；嗜酸细胞性结肠炎，发生在结肠；嗜酸细胞性胃肠炎，发生在整个胃肠道。嗜酸细胞性食管炎是第一种被发现的疾病，似乎也最常见，我们将集中讨论这种疾病，也会涉及其他嗜酸细胞性胃肠道疾病。

尽管嗜酸细胞性胃肠道疾病是一种新的疾病，但专家们对病因的理解非常准确，并制定了诊断的标准方法，我们将在下文解释，但医生们无法确定哪种治疗方法是最好的。现有几种有效的治疗方法，但不确定对你或孩子最好的治疗方法是什么。我们会介绍一些你和医生可以考虑的选择。

这些疾病与其他过敏性疾病密切相关。研究表明，大约 80% 患有嗜酸细胞性胃肠道疾病的人（尤其是嗜酸细胞性食管炎）至少还患有另一种主要的过敏性疾病（鼻过敏、哮喘、湿疹或食物过敏）。嗜酸细胞性胃肠道疾病也会在家族中遗传（如果家里有一个孩子患病，剩下的许多孩子也会有同样的表现），并且父母会遗传给孩子。

不幸的是，到目前为止都认为患者不会摆脱嗜酸细胞性胃肠道疾病。避免接触过敏原、使用适当的药物可以缓解症状，但当采取的治疗和饮食方案停止，症状还是会复发。潜在的过敏和炎症仍然存在，它们可能在基因上根深蒂固，无法完全消除。

嗜酸细胞性食管炎（EOE）

嗜酸细胞性食管炎是评估患者是否患有胃食管反流时发现的。这些儿童和成人有胃灼热症状，但对胃灼热药物反应不佳。通过内窥镜和食管活检的进一步检查显示，随着炎症的变化，在食管下段内壁发现大量的嗜酸性粒细胞。通常，胃食管反流患者患有炎症（胃酸烧灼食管），但嗜酸性粒细胞却不多。这个发现使得胃肠道和过敏专科医生意识到了这种影响该人群的新型过敏性疾病，并将其命名为嗜酸细胞性食管炎。

病因。嗜酸细胞性食管炎的病因是食物过敏。在前几章讨论的八大常见过敏食物是最有可能的元凶。然而，尚不清楚为什么嗜酸细胞性食管炎患者与那些只有典型过敏反应的患者相比，会对这些食物产生如此严重的胃肠道反应；嗜酸细胞性食管炎额外的过敏/炎症反应很有可能是基因介导的。这些患者在花粉高发期似乎会症状恶化；花粉虽然不可能是主要病因，但也是其中之一。

症状。不同年龄的人症状也有所不同。婴儿和幼儿表现为类似胃食管反流的症状：反胃或呕吐、喂养困难、烦躁，以及增重不理想。学龄儿童会持续发生反胃或呕吐，也会抱怨腹痛。然而，几年下来，慢性发炎的食道会功能失调，青少年和成人会出现吞咽困难，以及胃灼热和上腹部疼痛。食物可能会因食道变窄、变硬而卡住。

据理论推测，嗜酸细胞性食管炎患者对食物出现炎症反应，和大多数过敏反应一样不是立竿见影的；相反，过敏的食物在食道黏膜引起的是持续和慢性炎症反应，通常会在进食时和两餐之间发生。

由于嗜酸细胞性食管炎和胃食管反流的症状相似，很难对其有效区分。一个主要的线索是抗酸药物通常能解决胃食管反流的症状。而对于嗜酸细胞性食管炎，这些药物可能会稍微减轻症状，但不能持续缓解。经确诊的胃食管反流患者，如果治疗反应不佳，应该再次评估是否患有嗜酸细胞性食管炎。再者，过敏性疾病患者如有胃食管反流的症状，也应考虑进行嗜酸细胞性食管炎的评估。

诊断。嗜酸细胞性食管炎诊断的标准应该是在上消化道内窥镜检查中，通过食管活检发现大量的嗜酸性粒细胞和炎症。如果在治疗开始后，通过内窥镜活检发现嗜酸性粒细胞性炎症明显改善，就可以确诊。

过敏原检测。治疗成功的关键在于确定对什么食物过敏。对于嗜酸细胞性食管炎，目前人们认为皮肤检测比血液检测更准确。此外，食物特应性斑贴试验（把某种食物直接放在皮肤上 48 小时并测量其反应）对发现嗜酸细胞性食管炎患者的过敏原特别有用。

治疗方法。现阶段，对于嗜酸细胞性食管炎还没有治愈的方法。专家们已经发现了通过排除食物和治疗过敏的几种方法，减少免疫系统对过敏原的反应，但免疫系统对过敏食物仍然存在潜在的敏感性。

基于过敏原检测结果的食物排除。在血液、皮肤过敏原检测和 / 或斑贴试验中表现出明显食物过敏的人，应该严格排除这些食物。对于一些人，这足以限制炎症的扩散。

完全排除饮食。有的人必须在饮食中排除所有 8 项最常见的食物过敏原（牛奶、小麦、鸡蛋、大豆、鱼类、甲壳贝类、树生坚果和花生）。这能使免疫系统的过敏区域平静下来，减少嗜酸性粒细胞性炎症。

要素饮食。这种方法更为极端，所有的食物蛋白质都将从饮食中排除。患者进食以氨基酸、碳水化合物、脂肪、维生素、矿物质组成的化学精制食物。这对于已经采用配方奶喂养的宝宝来说是一个比较实用的方法。对于儿童和成年人来说，这显然更具挑战性，因为这些人可能难以长时间坚持这种有限的饮食。

用药物减轻炎症。口服类固醇药物已经证实可以改善嗜酸细胞性食管炎患者的症状，在医生的密切指导下采取适当的疗程，可以带来非常必要的缓解。质子泵抑制剂类抗酸药（奥美拉唑及其新一代药物）也可以缓解食管炎症（尽管其他抗酸药似乎没有什么帮助）。

综合治疗。许多嗜酸细胞性食管炎治疗中心正在寻找一个综合饮食限制、口服类固醇药物，以及抗酸药物的治疗方法，来缓解多数患者的病情。

患有嗜酸细胞性食管炎，是否应向过敏专家或胃肠道专家咨询？

由于嗜酸细胞性食管炎会引起胃肠道症状，胃肠道专家一直是发现和控制嗜酸细胞性食管炎的一线人员。然而，嗜酸细胞性食管炎和其他嗜酸细胞性胃肠道疾病属于过敏和免疫性疾病。因此，目前的护理标准是由胃肠道、过敏/免疫学专科医生联手为患者提供护理咨询。如今，大多数规模较大的大学医疗中心和儿童医院都有这样的团队。你可以寻找离自己最近的团队。在未来的几年里，随着标准治疗的发展，大部分的胃肠道及过敏/免疫学专科医生都将会开始关注这部分患者。

嗜酸细胞性胃肠炎（简称 EG）和嗜酸细胞性结肠炎（简称 EC）

这两种情况远不及食管炎常见。通常发生在下消化道，以腹痛、腹泻、恶心、呕吐和体重减轻为主要症状。患有嗜酸细胞性胃肠炎的人也可能发生吞咽困难，就像嗜酸细胞性食管炎和胃食管反流一样。诊断通过内窥镜进行，治疗方法与嗜酸细胞性食管炎类似。嗜酸细胞性结肠炎患者似乎对从饮食中除去牛奶和大豆的反应良好。

食物蛋白质诱导性小肠结肠炎综合征（简称 FPIES）

这是另外一种新的食物敏感，影响的婴儿不及 1%。该症成因是对某些特定食物蛋白质产生免疫反应。

FPIES 的病因

研究人员认为，FPIES 并不是典型的 IgE 介导过敏反应，而是 T 淋巴细胞对少数特定的食物蛋白产生反应，从而引发迟发型过敏反应。宝宝可能天生就对 FPIES 有易感性，尽管我们还不知道哪些基因对此负责，谁可能风险更大。

我们发现，以下婴儿固体食物会触发 FPIES，包括（按常见的先后顺序排列）：

- 大米
- 燕麦
- 小麦
- 大麦

- 红薯
- 香蕉
- 家禽
- 豌豆

- 青豆

- 长南瓜

- 鱼

- 鸡蛋

牛奶或大豆婴儿配方奶也会触发反应；通过母乳传递的蛋白质极少会产生 FPIES 反应。

FPIES 的症状

FPIES 有一套典型的可预见模式，进食后约两小时发生严重呕吐，看似正在经历食物中毒。反复呕吐持续数小时，通常会引起腹泻。在许多情况下，随着反应的进行，症状无须任何治疗便可消退。

然而，一些情况下，患者会从血压下降发展成休克，变得无力、嗜睡，并严重脱水。这就像一个人出现全身性过敏反应，但没有喘息，没有典型的皮肤瘙痒、荨麻疹及肿胀迹象。虽然相当罕见，发生这种反应需要到急诊室进行静脉补液和镇静。

FPIES 的诊断

有趣的是，这些孩子的食物过敏原检测结果通常都是正常的，无法帮助识别那些引发身体不适的食物。一般来说，内窥镜检查不是必要的；而进行这项检查后通常会显示胃肠道内存在炎症。

FPIES 主要通过观察反应的模式来诊断。该症呈现出以下特点，这些特点能将它与胃食管反流、肠胃感冒或食物中毒轻易地区分开来。

一般从 3 ～ 7 月龄开始，但也可能在 12 月龄或更大的时候开始。 大多数宝宝出生时非常健康，在头几个月也没有出现喂养困难。然后便迎来了第一次突如其来的猛烈呕吐。另一方面，胃食管反流也常始于出生后头几周。

偶发性。 症状常常是反复呕吐数小时，然后停止。恢复后，宝宝可能会好上几天，再发生另一次呕吐。这种情况会持续发生直至得到确诊。食物中毒或肠胃感冒常与 FPIES 混淆，但前两者几个月才会发生一次。

可预见症状在喂食后两小时左右出现。 胃食管反流往往会在喂食后出现，而 FPIES 的免疫反应在喂食后 2 ～ 3 小时逐步建立。

在第一次或第二次喂食可疑食物后发生。 第一次或第二次接触上述固体食物应为诊断提供线索。另一方面，一些宝宝在最初的几个月里会对婴儿配方奶粉耐受，然后开始产生反应。而母乳喂养的情况下，当妈妈进食其中一种食物后哺乳，以往健康的宝宝可能会突然发生反应。

呕吐异常猛烈。 胃食管反流通常会出现轻度反流的现象，在喂食后顶多吐出一两口，宝宝接下来没什么不妥。而患 FPIES 的宝宝每小时会呕吐很多次，持续时间长达数小时，常伴有腹泻。这种模式在一定程度上难以与最初的肠胃感冒或食物中毒进行区分；但反复发作且情况越来越差能揭示病症所在。

可能发生嗜睡和休克。 如上所述，一些宝宝会经历从血压下降发展成休克的状态。这种紧急情况的反复发作能为诊断提供清晰的线索。

急救护理

宝宝面色苍白或嗜睡，应接受急救护理。通常进行静脉注射是必需的，在极少数情况下一些严重个例会使用肾上腺素来帮助复苏。另外，血液检测会用来评估水合状况并检查感染的原因。类固醇可能有助于缩短反应时间。

幸运的是，大多数宝宝的反应不会太严重；持续呕吐数小时后便会停止，而恢复后不会再有持续的影响。

食物激发试验诊断法

一些专家建议，宝宝应在受控环境下（如过敏专科医生的诊室）进食引起反应的食物，为的是观察进食后的反应并确诊。但如果宝宝FPIES 的历史症状已经十分明显，那激发试验不是必需的。该试验对诊断不明的情况可能有所帮助。

治疗 FPIES

目前唯一已知的治疗方法是排除反应食物。大多数宝宝会对 1 ~ 2 种食物有反应，然而一些宝宝会对之前列出的所有食物有反应。母乳喂养的妈妈应将反应食物排除在饮食之外，而对牛奶或大豆配方奶有反应的宝宝可能需要选用低敏配方（参见第 155 页配方奶的选择）。医生会给你建议，看是否需要将所有引发 FPIES 的食物排除在宝宝的饮食之外，甚至是那些尚未开始提供的食物，或仅仅是回避那些引起一定反应的食物。

幸运的是，FPIES 会在 3 ~ 4 岁痊愈。你可与医生讨论应如何及何时谨慎地再次添加这些食物。

组胺不耐受

这种疾病的发生是由于缺乏二胺氧化酶，一种必不可少的肠道酶，这种酶的作用在于分解食物中自然生成的组胺。进食这些食物后，大量的组胺将被身体吸收并触发过敏反应。要是还碰巧缺乏另一种组胺-N-甲基转移酶的情况，可能会更复杂些，这种酶的作用是使体内的组胺失去活性。详细讨论这些罕见的疾病并不是本书的目的，但以下几个关键的细节能给你一些指引。

患者会经历反复、不明原因，疑似食物过敏的反应，症状有的轻微，有的甚至会导致过敏性休克，危及生命。但触发这些反应的食物并不是常见的过敏原，而过敏原检测结果很可能是正常的，因为患者并非对食物蛋白质产生了典型的过敏反应。

诊断的过程是严格排除组胺食物，持续 2 ~ 4 周，并观察组胺引起的症状是否得到缓解。在研究环境中，可以对组胺酶进行血液检测，但目前这些方法还不普及。持续地排除食物是目前已知的唯一治疗方法。抗组胺药物可能也会有点作用。

以下是可能含有高含量组胺的食物列表：

- 菠菜、茄子、南瓜、西红柿
- 柑橘类水果、葡萄干和有核水果（杏、桃、李子、大枣、樱桃）
- 不新鲜的鱼类和甲壳贝类，经加工和烤制的熏肉、鸡蛋、核桃、腰果、花生
- 巧克力、茶、人造添加剂和防腐剂
- 发酵食品（奶酪、啤酒、葡萄酒、酸菜、腌菜、醋、酱油、腐乳、

味噌和豆豉）

对这一新发现的问题，为求达成更多的共识，研究和争论仍在继续。向过敏专科医生咨询获得最新的指导。假如彻底执行全面的食物过敏原检测和治疗，仍反复发生与食物有关的过敏反应，最终还是要考虑这种情况。

胃食管反流

胃食管反流，传统上并不被认为是一种过敏性疾病。但它非常常见，也可能由食物敏感引起，所以值得一提。在第 127 页，曾提及宝宝对配方奶粉的不耐受可能会表现为反流，同样，对某些食物敏感也可以通过母乳传递。我们的观点是，反流应考虑为食物不耐受，直至被证实患有其他疾病。以下是我们对反流的处理：

反流的诊断

胃食管反流以观察呕吐的方式诊断，甚少使用诊断性的检测。典型的症状如下：

喂食后呕吐。这是主要的症状。宝宝在部分或大多数喂养后吐奶；有时候宝宝看似吐出了整顿餐食。

疼痛。胃酸会伴随吐出的奶出现并灼伤食道，引起宝宝腹部绞痛。

平躺时出现的症状。患有反流的宝宝通常在平躺时症状加重。这种姿势更容易让胃酸流入食道。宝宝进食后和睡眠期间保持直立的姿势可以作为试验，以帮助确诊。

频繁夜醒。患有反流的宝宝往往在痛苦中频繁醒来。

大孩子和成人的症状。稍大的儿童和成人能更准确地描述反流的症状。最明显的一点是胃灼热，这个典型的现象是反流的主要诊断线索。其他会引起反流的现象包括哮喘、习惯性清嗓、吞咽困难，以及反复的鼻窦问题。

这是"病"还是偶然情况？

反流不是一种疾病，它不会引起痛哭、频繁夜醒，或其他并发症。呕吐虽然麻烦又脏乱，但会随着宝宝年龄的增长好起来的。如果需要缓解这种轻微的反流，可以试试以下方法。

母乳喂养的宝宝如何缓解反流

母乳喂养的宝宝出现反流基于以下原因：

前奶过量。哺乳的头几分钟提供含糖量高的前奶。在两侧乳房吃奶时间短的宝宝可能会因为吸收过量的乳糖导致消化过程中出现不适。延长单侧授乳时间会有所帮助。

过度活跃的泌乳。一些母亲会在哺乳的头几分钟内喷射出大量的乳汁，这会使宝宝不堪重负，为了跟上流速吞入额外的空气。哺乳时减慢流速会有所帮助。

牛奶或小麦敏感。目前为止，母乳喂养的宝宝对母亲饮食中的一种或两种食物敏感是反流最常见的原因。患有反流的每一对母亲 / 宝宝应致力于排除这一两种食物至少两个月。其他常见过敏列表上的食物也可能引起反流。妈妈可以定期进食这些食物，这样宝宝就可以接触到一些，帮助他最终耐受。

容易引起烦躁的食物。这些食物可能会对宝宝的身体有刺激，引起肠道痉挛或反流：咖啡因、巧克力、引起胀气的蔬菜（西蓝花、菜花、抱子甘蓝、青椒、卷心菜、洋葱），甚至孕期维生素。

配方奶喂养的宝宝如何缓解反流

试试以下方法：

喂两倍的次数，每次一半的量。更少、更缓慢的喂养，宝宝更容易消化，反流更少。还要了解你的孩子对配方奶最佳的耐受量和频率。

考虑更换配方奶。患有反流的宝宝耐受最佳的配方奶被称作低敏配方奶；牛奶分子被分解，乳糖的刺激性较少。然而，这些配方奶经过人为加工，营养价值可能并不理想。对于无法进行母乳喂养的宝宝，营养的最佳替代品应该是捐赠的母乳，不管是从母乳银行或是从值得信赖的家庭成员或朋友处取得。第二个选择，也是大多数敏感宝宝耐受得不错的，是以巴氏灭菌羊奶或生鲜乳为基底的自制配方奶。配方奶的更多选择，参见第 155 页。

果糖吸收不良

这个鲜为人知的消化问题常常被忽略，一旦发生也很容易诊断和解决。患者肠道中缺乏消化果糖（水果中的糖）必需的消化酶，类似第 152 页描述的乳糖不耐受。未消化的果糖发酵转化为气体，引起腹胀、疼痛、腹泻（或便秘，或两者均有）和胀气。症状通常是因高果糖饮食引起的，但也可能是由于慢性刺激和肠道细菌不平衡引起的。这种情况可使用氢呼气试验（参见第 153 页）进行诊断，但也可以通过观察采取低果糖饮食后有改善和恢复高果糖饮食后又出现症状来确诊。当所有其他胃肠道和过敏原检测结果都正常，而其他方法也无法解决问题，便应对此有所怀疑。

主要的治疗包括饮食中限制含果糖的食物。这些食物包括大多数果汁、苹果、梨、芒果、樱桃、桃子、水果浓缩物、蜂蜜、玉米糖浆、高果糖玉米糖浆、全玉米、小麦（以及用小麦粉制成的任何东西）、洋葱、大蒜、芦笋、洋蓟、韭菜、四季豆。除了限制饮食，消化酶也可以帮助消化果糖，并且不引起其他症状。这只是对这种疾病的简要介绍，可以从网上和医生那里获得更详细的信息。

肠痉挛

对于许多婴儿来说，肠痉挛是一个复杂的挑战。在《西尔斯亲密育儿百科》中详细地讨论了这个问题。肠痉挛并不是过敏性疾病，但也可能由于对母亲的饮食或配方奶不耐受引起食物敏感，就像胃食管反流一样。遵循第 6 章"食物过敏和敏感：症状和检测"，以及上述反流部分的建议，可能会缓解肠痉挛宝宝的症状。肠痉挛应考虑由牛奶或小麦 / 麸质不耐受引起，直至被证实为其他原因。

特别值得一提的是，暂时性乳糖酶缺乏，这个新出现的疑虑可能是导致肠痉挛症状和配方奶不耐受的原因。乳糖酶是消化乳糖的肠道酶，有些宝宝会患有暂时性乳糖酶缺乏，而未消化的乳糖发酵成为气体进入消化道中，会刺激结肠并引起疼痛的肠痉挛症状。婴儿乳糖酶滴剂为非处方药物，可以添加到每顿配方奶中喂养数月，大多数宝宝约 4 个月开始自行生产足够的乳糖酶，这时便可停止滴加乳糖酶。暂时性乳糖酶缺乏也会发生在母乳喂养的宝宝身上，而乳糖酶滴剂也能添加在母乳中帮助消化。更具体的指导，请咨询你的医生。

第 11 章

全身性过敏：从轻微的荨麻疹到
危及生命的过敏反应

全身性过敏反应是过敏性疾病中最令人担心的部分。幸好，只有不到 1% 的过敏患者严重到引起全身性过敏，而当这种反应发生时，仅仅约 1% 的人会有致命危险。但每年仍然约有 1000 名美国人死于严重过敏反应；大多数是由于药物过敏，一部分是对食物的反应或虫咬。好消息是，一旦确定有全身性过敏反应的征兆，可以采取措施防止进一步接触，患者可准备能自行注射的肾上腺素以防万一。本章包含你所需知道的全身性过敏反应的诊断和护理知识。

更常见的是轻微的过敏反应，表现为仅有荨麻疹和其他皮肤症状。这些症状并不考虑为真正的全身性过敏反应，但其病因及预防治疗的方法相似。因此，本章中我们也会就荨麻疹的评估和治疗进行讨论。

全身性过敏的免疫学机制

这种反应一开始与其他反应无异（参见第 16 页）。过敏原进入体内组织，其特异性 IgE 抗体附着在肥大细胞的表面上，释放出一连串引起过敏反应的化学物质（组胺、酶、一氧化氮、细胞因子）。血液中的嗜碱性粒细胞也会结合 IgE 抗体，并将过敏反应扩散到身体的其他部位。这些免疫细胞释放出来的化学物质会引起以下反应，而这些反应综合在一起便会导致全身性过敏：

血管扩张。这不仅给反应的初始部位带来更多的血液和活跃的免疫细胞，还会使反应扩散到其他身体组织。当血管扩张过度，血压下降，患者就会休克。过敏性休克一词描述的正是这个反应。

血管开始渗漏。血管变得更具渗透性，允许血液中的液体渗入到身体组织中。这便会引起肿胀，甚至使更具刺激性的免疫化学物质进入到组织中。我们会看到患者身体各处肿胀（最常见的是脚、手和脸），也可能感到口腔和咽喉肿胀。在皮肤层面上，这种肿胀表现为荨麻疹。

血管和肺部肌肉收缩。血管四周的肌肉收缩，实际上有助于阻止血管扩张，保持血压稳定。但在肺部及咽喉气道四周的肌肉收缩，会使人发生喘息和呼吸困难。

神经被激活。组胺也能激活受影响区域的神经，释放出神经化学物质，使血管扩张，气道收缩，并触发更多的组胺释放到身体组织中。

那究竟是什么因素决定过敏反应持续发展至全身性过敏，或是仅仅停留在轻中度反应的阶段呢？这还不是很清楚。我们了解到，患有慢性哮喘和长期过敏病史（尤其是湿疹）的人有着较高水平的 IgE 抗体和活跃的免疫细胞，更容易发生全身性过敏反应。因此，可能由于反应性免疫细胞和抗体的大量产生，促使有的人全身性过敏。但是还有一些我们不了解的因素；比如，那些生活在地球两极的人更容易发生全身性过敏，十几岁的女生也是如此。庆幸的是，在美国每年发生的大约 100 万例全身性过敏反应中，致命的不到 1%。

全身性过敏的症状和发生时间

全身性过敏可表现为身体各部位呈现出多种不同的症状，以及一些反应可能仅会引起一两种明显的症状。传统上，被认定为全身性的过敏反应，应影响两个或两个以上的身体系统。但实际上，只要有一个活跃的身体系统发生严重、危及生命的情况，就会被诊断为全身性过敏。以下是全身性过敏的症状，按最常见到最罕见的顺序排列：

皮肤症状

大多数有全身性过敏反应的人（90% 或更多）会经历荨麻疹、身体肿胀、脸红和瘙痒。这一反应可能会发生在一个区域或扩散至全身。有一个常见的误解：当荨麻疹蔓延至颈部，便很快演变成呼吸困难。其实并不是这样的，荨麻疹的部位与反应的严重程度无关。

许多过敏反应只会引起荨麻疹和其他皮肤症状，不会进一步发展。即便这并不认为是全身性过敏，但随后会有恶化的可能。因此，患者须查明原因，并确保备选的治疗方案随时可用（参见第 263 页和第 265 页关于治疗和预防的内容）。

呼吸道症状

只有约 50% 的人会在全身性过敏时经历喘息、气短，或感到气道阻塞，而这些症状的出现会增加死亡的风险。流鼻涕虽然症状轻微，但也是一种呼吸道症状的表现。一些患者，特别是那些已确诊的哮喘患者，可能会突然出现呼吸困难，而没有任何皮肤上的先兆。

心血管症状

只有 1/3 的成年患者会出现头晕、昏厥、胸痛、心律不齐或低血压，儿童较为少见。心力衰竭是一种罕见却有可能发生的心脏并发症。很少有人会在没有任何皮肤或呼吸症状先兆的情况下，突然发生心源性休克。

消化道症状

还有 1/3 的人，当过敏原被吸收后，会出现恶心、呕吐、腹痛或腹泻的症状。

症状的发生时间

症状的发生时间和持续时长因人而异。以下是一些常见的模式：

发病。注射过敏原（如抗生素注射或蜜蜂叮咬）往往导致最迅速的反应；症状最快在 5 分钟内开始，可能延迟至 30 分钟或更长。口服过敏原常常需要更长的时间，通常会在 2 小时内发生反应。发病越突然，越可能发展成全身性过敏。

症状持续时间。大多数反应会在半小时内消退；组胺和其他免疫化学物质消失殆尽，症状也逐渐消失。全身性过敏反应很少会持续几天。而局限于荨麻疹的反应却可能持续数天甚至数周，特别是由病毒感染引起的反应。

复发的症状。一小部分患者会在最初的反应消退后 8 ~ 24 小时经历症状的复发，在那些食物过敏和在最初阶段经历过敏性休克（低血压）的人身上更常见。

全身性过敏的原因

一旦你或是孩子经历全身性过敏反应，确定反应的病因对未来的预防至关重要。以下是你和医生应该考虑可能存在的原因：

没有原因

大部分严重过敏反应的病例无法确定病因。对成人来说更是如此：没有明显的食物、药物或虫咬等病因可以确定，而过敏原检测的结果也可能是正常的。对于儿童，全身性过敏反应的病因更容易被发现，但有时候也是一个谜。这几年来，我们也和许多父母坐下来绞尽脑汁梳理病因，但往往无功而返。

感染

成人病因很难确定，但感染可能是引起儿童荨麻疹的最常见原因（全身性过敏在感染病例中几乎非常少见）。当荨麻疹伴随或紧接着发烧等其他疾病发生，儿科医生（包括我们）一般会将荨麻疹归咎于疾病，而不进行任何过敏原检测。这些荨麻疹在疾病好转后仍会持续数周。最常见的荨麻疹感染源是各种无害的病毒，无须特殊诊断或治疗。一些细菌感染，尤其是支原体感染，就像一些寄生虫和真菌一样，也会触发荨麻疹。你的医生会根据症状和检查结果判断。

食物

食物是最常被认定的过敏因素。第 6 ～ 10 章详细地讨论了具体的食物过敏。最有可能致敏的食物会因年龄而异。

儿童最常见的过敏食物如下：

- 牛奶
- 鸡蛋
- 花生
- 小麦
- 大豆
- 树生坚果
- 鱼

最有可能导致成人过敏的罪魁祸首如下：

- 花生
- 树生坚果
- 鱼
- 甲壳贝类

药物

这是仅次于食物的第二元凶，尤其是成人。以下是最有可能的病因：

- 抗生素

- 阿司匹林和其他抗炎药，如布洛芬

- 鸦片制剂的止痛药，如吗啡

- 用于放射治疗的静脉注射剂

急性荨麻疹和全身性过敏反应的罕见病因

以下这些诱因并不常见，但在你试图确定病因时一并考虑这些问题也很重要。

- 乳胶过敏（来源于医疗场所重复使用乳胶手套和设备）

- 虫咬（黄蜂、蜜蜂、马蜂或火蚁）

- 运动（非常罕见，在摄入过敏食物或药物后运动会引起全身性过敏）

- 极端的温度（冷或热）

- 食品添加剂，如味精

- 接触植物或动物

- 物理诱因，如压力

慢性荨麻疹（无全身性过敏）

大多数急性荨麻疹的病例会在数天或数周内消失，不再复发。荨麻疹很少会断断续续地持续数月甚至数年。大多数慢性荨麻疹病例不是常见的过敏原引起的，通过过敏原检测不太可能确认慢性荨麻疹的病因。但过敏原检测仍然是可取的，万一能找到可预防的过敏性病因呢。以下是一些不常见的引起慢性荨麻疹的非过敏性原因，你和医生可以考虑：

物理原因。各种物理因素会触发皮肤上的荨麻疹，是基于观察和经验作出的诊断。治疗和预防方法包括避免物理诱因和药物，病因包括：

- 压力（来源于抓、摩擦、穿紧身的衣服，身体部位受到长时间来源于坐或站的压力，使用手工工具，甚至鼓掌；可引起速发或迟发型身体肿胀和/或荨麻疹）
- 热（热水浴、运动或出汗）
- 焦虑（非常罕见）
- 寒冷的温度（可能是家族性特征）
- 阳光（或某些特定的室内灯光）
- 水（可触发微小的针尖状荨麻疹）
- 震动（可触发某个部位肿胀，以及时而出现荨麻疹）

自身免疫性疾病。一些自身免疫性疾病，包括甲状腺疾病，其症状之一为慢性荨麻疹。你的医生应该考虑到这些可能的病因。

慢性感染。如人类疱疹病毒4型（EB）、肝炎和疱疹病毒都被认为是可能的病因，就像一些寄生虫和真菌（如脚指甲或头皮感染）一样。对这些进行检测可能是必要的，甚至慢性鼻窦感染也可能是其中一个诱因。幽门螺杆菌（一种胃部感染细菌）也与之相关。

自身抗体相关的荨麻疹。这种罕见的慢性荨麻疹是由于人自身的IgG抗体攻击皮肤自身免疫细胞内的IgE抗体引起的。目前尚不清楚为什么会出现这种情况，但结果是会导致周期性的荨麻疹反应。

病因检测。 除了过敏原检测，全面的病史、体检、医疗检测可揭示出可诊断治疗的慢性荨麻疹的病因。但在大多数病例中，这些病因都无法识别，可能需要药物来控制症状。

全身性过敏的治疗

严重全身性过敏反应的紧急治疗并不是本书讨论的范畴。这部分的内容是针对你可以在过敏反应的最初阶段做些什么，如何寻求紧急救助，以及如何治疗慢性荨麻疹。

轻微反应

如果反应轻微，仅仅涉及荨麻疹和其他皮肤症状，而患者依旧保持清醒的情况下，可以采取以下措施：

服用抗组胺药物。 及时服用苯海拉明（大家熟知的商品名：苯那君）可以在 30 分钟内缓解症状。这种非处方抗组胺药物有液体、咀嚼片和药片形式——按照药物说明上建议的剂量服用即可。对于婴幼儿，如果遇到药物说明上没有明确剂量也无法立即咨询到医生的情况，先按每千克体重 1.1 毫克计算服用。打个比方，12.5 毫克的剂量可给予 11 千克的幼儿服用（12.5 毫克一般为一小勺的液体，或一片咀嚼片）。体重约为 6 千克的宝宝可服用一半的剂量。通常来说，当药效在 6 小时后消退，荨麻疹便会复发。如果有不舒服的反应，按需要重复之前的剂量；如果孩子并没有因荨麻疹受到困扰，对轻微的荨麻疹不作处理也是没问题的。

联系你的医生。致电诊所看是否需要当日与医生面诊。对于大多数的荨麻疹病例，经处理后症状会缓解，即便不作处理，也会因体内的组胺耗尽最终消退。如果你的孩子清醒、活跃，没有其他全身性过敏反应的症状，急诊可能没有必要。如果你怀疑有明显的病因（比如宝宝是第一或第二次进食花生酱），直至面诊前请先排除这种食物。如果病因并不明显，见医生并讨论进一步该如何诊断。

全身性过敏反应

突如其来的严重过敏反应非常可怕。幸好，如果采取了紧急和适当的急救措施，致命的病例非常罕见。

拨打急救电话。一旦你意识到全身性过敏反应要开始（不管是你自己还是别人），拨打急救电话，急救人员会尽快来到现场。

躺下并双腿抬高。这个姿势能最好地保持血压稳定，并让血液流至大脑和重要的器官。

注射肾上腺素。如果自知有全身性过敏反应，可以随身携带肾上腺素自动注射器。注射器最常见的品牌为 EpiPen，任何人都能通过将注射器尖端按压到大腿外侧来进行注射。即使有一层衣服，它也能注入一个剂量的肾上腺素。一些品牌（如 Auvi-Q）在打开注射器时会提供语音指引。如果过敏正好发生在拥挤的环境下，如餐厅里，可能会有别人携带了肾上腺素注射器。如果注射一剂后 5 分钟内没有改善，应注射第二剂。

在有资质的人员赶到现场前应继续对患者提供急救支持。须告知急救人员发生的是全身性过敏反应，这样一来如果还没有注射肾上腺素，急救人员便会安排注射。

送往急诊室。 即使是患者接受肾上腺素注射后情况有所改善，及时送往急诊室仍然至关重要。肾上腺素会逐渐消失，而过敏反应可能卷土重来。留在急诊室观察至少 8 小时是标准的做法，以防反应复发。常见的做法是在全身性过敏反应发生后继续使用类固醇、抗组胺药物、抗酸药物数天，来抑制过敏反应。

慢性、反复性荨麻疹

如果发现了具体的物理病因，排除是最好的方法。慢性感染（如经体检或检测确诊）是可以治疗的。对于没有找到解决方案的患者，应考虑药物治疗，包括抗组胺药、白三烯抑制剂（参见第 82 页）、类固醇和其他用于治疗严重哮喘的高级药物（参见第 76 页）。

预防未来的全身性过敏反应

以下 3 个因素在预防反复发作的严重过敏反应中至关重要：识别病因，回避病因，随身携带肾上腺素注射器。

过敏原检测

在一些病例中，如果病因明显，如虫咬或进食贝类，你可能会认为自己并不需要过敏原检测来确认显而易见的过敏。对于轻微、非全身性过敏反应的病例，我们认同这样的观点。然而，有严重过敏反应的人应当进行过敏原检测，不仅为了确认怀疑的病因，也是为了排除其他过敏原。比如，如果你对杏仁有反应，可能要检测其他树生坚果。如果你对一种食物过敏严重，可能想排除其他常见食物。而如果你进食了好几种怀疑的过敏原，检测可以缩小范围。医生可以帮助你确认是进行皮肤检测、血液检测，还是两项都进行。

避免再次接触过敏原

　　排除过敏食物需要时刻警惕、谨慎和做好准备，但通过适当的学习还是可掌控的。一般来说，你应了解如何在外出就餐时最好地排除可能导致全身性过敏的食物，如自助餐或吃个家常便饭。还要记得告知服务员你过敏的食物。大多数餐厅如今都提供特别标注过敏原的菜单。当你在外采购回家做饭时，阅读食品标签也比以往更简单了；大多数标签会在成分下方清楚标明含有哪种过敏原。

　　虫咬过敏也能通过以下几项基本的注意事项来预防，将在第 12 章详述。比如，了解哪个季节和环境的风险最高，以及移除院子里的有花植物，减少蜜蜂的到来。

　　如果你对药物过敏，比如青霉素或乳胶，始终佩戴医用警示手镯①至关重要。

注射肾上腺素

　　医生会给你开肾上腺素注射器，未来发生全身性过敏反应时你可以自己注射肾上腺素。一份成人剂量提供给超过 30 千克的人使用；而"年轻"版本，即半份成人剂量，可提供给婴儿和年幼儿童使用。你应有两

---

①类似手链或腕带，上面刻有或印有疾病信息和本人姓名、电话，有些内含芯片。

份处方的剂量：一份应随身携带，另一份应存放在度过大部分时间的地方，如学校或办公室。让医生或药剂师为你展示该如何使用注射器。肾上腺素只能用于真正的全身性过敏反应。对于只涉及荨麻疹且并不会发展为真正全身性过敏反应的轻微反应，不适宜使用肾上腺素。

重要的是，任何有全身性过敏反应的人都应咨询过敏专科医生，即使是在病因明显，你不想进行过敏原检测的情况下；过敏专科医生会全面考虑过敏可能发生的后果，并在检测和预防方面给你最好的建议。

降低过敏的可能性

我们在第 14 章介绍的改变营养和生活方式的内容会对荨麻疹有积极的影响，并能降低发生严重过敏反应的可能性。

第 12 章

虫咬过敏

虫咬引起的一些反应是意料之中的；我们大多数人对虫子毒液会有肿胀、发红、疼痛或瘙痒的反应。严重的全身性过敏反应并不常见，但的确会发生，也会威胁生命，需要即刻处理（参见第 11 章 "全身性过敏"）。本章将介绍虫咬引起的过敏性疾病的相关知识。

引起全身性过敏的主要虫子类型学名为膜翅目，包括蜜蜂、黄色胡蜂、大黄蜂、马蜂。美国南部的火蚁，尤其是墨西哥湾沿岸地区，也成了一个日益严重的问题。

虫咬反应的免疫学

虫咬产生的反应是由于虫子在叮咬过程中把分泌的毒液注入了皮肤。这种毒素包含了刺激皮肤的酶和蛋白质，以及触发局部过敏反应的组胺。大多数人被虫咬后会经历这种正常却无害的反应。

另一方面，虫咬过敏者会对昆虫毒液产生特异性 IgE 抗体，过敏便全面爆发，产生前几章提及的反应（参见第 16 页）。这种反应可能局限在叮咬部位的四周，或通过血液蔓延并触发全身性过敏。

咬人的昆虫（如蚊子）并不会通过螫针注入毒液。相反，它们用口器咬或刺破皮肤，通过唾液引起皮肤的肿胀、发红、发痒。对咬人的虫子的全身性过敏反应几乎没有发生过。

虫咬过敏的症状

任何人对虫咬都至少会产生轻微的反应，包括瘙痒、灼热、发红、轻度肿胀和疼痛，而这并不一定意味着过敏。当一个人出现以下提及的一种令人困扰的明显反应，可怀疑为过敏：

肿胀

过敏者会经历叮咬部位的四周出现肿胀。比如，叮咬会使整只手肿起来。过敏性肿胀一般始于叮咬后 7 ~ 8 小时，并在 24 ~ 48 小时后达到峰值，然后在接下来的一周逐渐消退。这样的肿胀可能会使叮咬部位的肢体或周围大范围区域变得紧绷。

发红

肿胀部位通常会比正常皮肤颜色稍红，有的会呈现出暗红色。对于叮咬后的过敏反应，头 48 小时出现发红是正常的，一般不意味着感染。当肿胀扩大，皮肤收紧，发红区域可能会变白。

全身性过敏反应的症状

正如你在第 11 章中了解的，除了皮肤以外，还涉及第二个身体系统反应的情况，应归类为全身性过敏反应。出现任何呼吸、心血管或胃肠道症状（参见第 257 页）应被视为紧急状况。幸好，儿童比成人发生虫咬全身性过敏反应的概率要低很多。

红血丝就代表感染吗?

一般来说不是。头 48 小时出现的红血丝一般是正常过敏反应的表现，淋巴液正在皮肤下移动。虫咬带来的感染通常需要超过 48 小时才能显现，并产生红血丝。观察孩子受影响的部位，这样你便可以准确地告知医生。

虫咬过敏的诊断

如果你或孩子对虫咬没有产生全身性过敏反应，但个别反应非常恼人，那么去儿科医生那里面诊还是有必要的。如果是全身性过敏反应（或许你已接受了急救治疗），还应该约见过敏专科医生。以下是虫咬过敏的一般诊断方法：

非全身性过敏反应

对于头一两次虫咬有着恼人又非全身性过敏反应的人，未来可能有全身性过敏反应的概率相对较低；一些研究表明概率不到 10%，而也有研究显示儿童的概率为 1%，成人为 3%。因此，对这类人的一般建议是，确保对过敏有意识和学会排除过敏原（参见第 275 页）。不需要肾上腺素注射器，也无须进行过敏原检测。

一处或多处全身性过敏反应

有全身性过敏反应的患者应向过敏专科医生咨询。可进行针对昆虫的特异性 IgE 抗体血液检测，以及皮肤检测，记录下具体引起过敏的昆虫种类，有助于预测未来发生全身性过敏反应的可能性。医生会与你讨论各项检测的相对价值。为预防未来的全身性过敏反应，医生很有可能会开具肾上腺素自动注射器。而过敏专科医生可提供脱敏针的注射（称为毒液免疫疗法），来减轻或消除全身性过敏反应的潜在可能。

虫咬过敏的治疗

治疗方法各异，取决于反应的严重程度：

非全身性过敏反应

皮肤肿胀和发红可在头 6 小时内冷敷 20 分钟，休息 20 分钟，交替进行来减轻症状，之后根据需要降低频率；一大袋冰水的冷敷效果也很好。非处方抗组胺药物（参见第 52 页）也有帮助。如果需要，氢化可的松乳膏（也是非处方的）可以减少瘙痒。耐心些，情况的改善可能会需要时间。肿胀也可能会逐步恶化 1 ～ 2 天才开始好起来。只要不适是可以控制的，可能不需要更进一步的治疗。在严重肿胀的情况下，如果做了最初的治疗但症状仍在恶化，可口服处方类固醇数天来抑制反应。

全身性过敏反应

严重的反应须根据第 264 页的指导进行治疗。

预防未来的过敏反应

虽然在你的一生中几乎不可能完全避免所有叮人的虫子，但至少可以把风险降到最低，并准备好应对严重的反应。也可让过敏专科医生给你注射脱敏针来减少对毒液的反应。

避开蜜蜂和它的朋友们

如果你有全身性过敏反应，周密地计划户外时间，不要轻易被蜇：

适宜的穿着。外出穿好鞋子，许多蜇伤来自脚踩到蜜蜂。天气允许的情况下尽量穿长袖衣服和裤子，避免明亮颜色带有花朵图案的穿着。黄褐色、绿色或纯白色，可能是最不吸引蜜蜂的颜色。紧身的衣服更好，因为昆虫可以爬进宽松的衣服里面。做园艺活或家务时要戴手套。避免香水、发胶和有香味的乳液。

安排妥当的野餐。把食物放在密封的容器里，直到吃的时候再拿出来。在户外不用吸管，蜜蜂可能藏在里面。用密封容器代替易拉罐或敞口杯使用。在户外时也避免饮用苏打水和甜的果汁（无论何时，水是最健康的选择）。

减少植物。减少院子里的有花植物和树木，或在蜜蜂季节（夏末和秋季）前修剪树木和植物。我家刚好有一棵大树会在晚秋引来大量的蜜蜂；我看着它们到处飞了一个月左右，至少每天都会有一只飞进家里。如果我们能够在夏末前修剪好树木，便可以避免这种讨厌的滋扰。唯一的缺点是，蜜蜂对许多其他相邻树木的交叉授粉很有用，减少蜜蜂种群数量也会干扰自然。但如果你有严重的蜜蜂过敏，找一位专业人士来移除院子里的蜜蜂、黄蜂或马蜂窝，这一步尤其重要。

车内安全。 把车窗摇上去，特别是停车的时候。

不用慌张。 如果蜜蜂落在你或孩子身上，避免突然动起来，保持冷静。大多数昆虫仅仅是为了自我防卫才蜇人。冷静地用带有保护的手或东西轻轻且快速地扫掉它。

别招惹蚂蚁

大多数人至少会对火蚁敏感；遇到火蚁时，大量的叮咬会引起疼痛、水疱。如果你对此过敏，会引起全身性过敏反应。以下是预防的方法：

火蚁咬伤后的护理。 被火蚁咬后通常会起水疱，里面有脓样液体，小心不要弄破。每天用肥皂水清洗并保持该部位清洁。等水疱自行破裂，流出脓水，之后很有可能留疤。如果叮咬部位或四周看似受到感染，应当就医（感染的症状包括红肿扩散、发热、排泄物发臭）。

穿好防护服饰。 火蚁在美国南部，尤其是墨西哥湾沿岸常年存在，但在春天、夏天和秋天茁壮成长。在你进入一个地方前应仔细检查地面，一分钟后再看一遍，确保没有挑起蚁窝。如果你在泥土中工作，穿好鞋子和袜子，戴好手套作保护。

火蚁诱饵。如果在院子里发现了火蚁窝，可将火蚁饵带进巢穴里，消灭蚁后。

毒液免疫疗法

与用于消除吸入性过敏的脱敏针类似，你可每周注射一次从蜜蜂、黄色胡蜂、马蜂或火蚁身上提取的小剂量毒液，注射约两个月，然后拉长至每月一次，注射一年或更长时间。这仅适用于有严重过敏反应病史和对昆虫毒液过敏原检测呈阳性的人。研究表明，那些对昆虫毒液过敏的人会随着年龄增长而脱敏，如果接受了毒液免疫疗法，这种可能性更大。过敏专科医生会进一步与你探讨。更多信息参见第 296 页。

一般来说，我们提倡健康的饮食和生活方式的改变，来帮助家庭减少过敏性疾病的发生，参见第 14 章。然而，昆虫毒液过敏这个问题非常独特，而关于营养状况的变化是否会产生影响的研究少之又少。我们尚不确定第 14 章的建议对于昆虫毒液过敏患者的重要性有多大。

第 13 章

_____

清除吸入性过敏原：
灰尘、霉菌、花粉、宠物，
以及注射脱敏针

有幸能通过过敏原检测发现空气中传播的具体过敏原的人，都希望减少或将这些恼人的过敏原从生活中永远消灭掉，但这并不容易。我主要对尘螨过敏，这在环境中无所不在，很有可能会给我的余生带来种种不便。但至少我可以尽所能减少接触，降低过敏的概率。我相信，良好的营养计划也降低了自己对灰尘的反应程度。

免疫疗法，即我们通常知道的脱敏针注射或口服脱敏疗法，可以有效地消除众多吸入性过敏原的过敏。如果吸入性过敏原让你很难受，参见第 296 页的指导，判断何时考虑更进一步的治疗。

在你的生活中减少吸入性过敏原需要时间、金钱和更多的时间——但这是值得的。虽然起初这些吸入性过敏原引起的鼻过敏可能看上去并不严重，但慢性鼻过敏可以转变为哮喘，而未得到治疗的哮喘会在几十年后转变为肺功能下降。以下这些指导原则会让你呼吸起来更轻松。

尘螨

对灰尘过敏的人，确切地说并不是对实际的灰尘过敏，而是对生活在灰尘中微小的螨虫过敏。这些小生物靠脱落在我们身上的死皮细胞为生，所以会在我们平日花最多时间的地方苗壮成长，如床垫、枕头、沙发、躺椅、地毯。而且不仅仅是螨虫使得人们过敏——螨虫的粪便中也存在致敏的螨蛋白。

尘螨过敏经血液或皮肤检测诊断。两种引起过敏的尘螨为屋尘螨和粉尘螨。

有很多方法可以使你减少暴露于尘螨中，而有些措施会比其他的更有效。你应该先把精力和金钱集中在最有用的措施上。然后，随着时间的推移，再多关注其他措施。

清除灰尘最重要的三大措施

以下是我发现的可减少接触尘螨，并能缓解过敏症状的一些最有价值的措施：

移除地毯。把整个家中的地毯换成木地板非常昂贵，但对我的哮喘和过敏却产生了极大的影响。我们保留了一个房间的地毯，每当我走进那个房间，都能感觉到空气质量的变化；那里的空气感觉更浓稠，我的鼻子也马上开始抽搐。房间经过几天的吸尘后，我的症状会有所减轻，却经常反复。如今我已采取无麸质饮食数年，已经不像以前那样感觉影响明显了。对于检测出对灰尘严重过敏的人，强烈建议尽快移除地毯。

改造整个家不一定可行或不一定负担得起。如果资源有限，至少应该重新装修过敏患者的卧室，或大部分时间使用的家庭活动室、起居室。如果地毯是必需品，那么请选用短绒地毯，它可以减少灰尘堆积和螨虫。

打造无尘卧室。关注床垫和床上用品，这是我们一天花费 1/3 时间待着的地方。把床垫、枕头都用防螨拉链袋封好。至少一周一次用热水（超过 50℃）清洗毛毯、床单和枕套来杀死螨虫，并定期为床垫吸尘。保持壁橱门关闭，减少壁橱里堆积灰尘。每周一定要用湿拖把清理床底下和床背后，那是隐藏灰尘的地方。通过移除以下这些容易藏灰尘的物品，确保房间的其余地方也尽可能无尘：堆在角落或床底下的纸箱、摆满了书的书架、落地窗帘和百叶帘、带软垫的家具、大型的植物、风扇、厚重的羊毛毯和毛绒玩偶。对于晚上需要毛绒朋友们陪伴的孩子，每周把这些毛绒玩偶冷冻一晚上来杀死螨虫。

羽绒被和羽绒枕头或许也是一种过敏原，但患者并不是因为自身对动物羽毛过敏，而是因为这些物品会隐藏尘螨或霉菌孢子。使用防过敏被罩或枕套会使症状有所改善。

使用空气净化器。这些年来我尝试了多种空气净化器，发现 HEPA 过滤器（高效空气过滤器）有一定帮助。我曾尝试过一种全新的离子净化器，的确有助于减轻灰尘过敏的症状。这台净化器使用数年后，不得不更换，而后我仍继续每天使用。我不确定这是不是最好的空气净化器，但它对我家的效果挺好的。这一类型的净化器有很多品牌在网上都有销售，包括 EcoQuest 净化器、Vollara 净化器等。更多空气净化器的信息参见第 284 页。

其他减少灰尘的有效方法

如果上述措施的作用不大，以下还有一些减少室内灰尘的方法：

避免带软垫的家具。除了地毯和床垫，带软垫的家具是尘螨最佳的栖息地。以往我家的老沙发，每次我坐下就感觉灰尘萦绕四周。给沙发和大躺椅吸尘会有帮助，但很难跟得上堆积灰尘的速度。最好的办法是购买皮革、乙烯基材质或其他表面光滑的家具，首要考虑的因素是不会

高效空气过滤器 vs 离子空气净化器

现在有好几项空气净化技术可供选择，未来几年可能有更多的发展。大多数人使用的两种最重要的空气净化器为高效空气过滤器（HEPA）和离子空气净化器；两款净化器都能清除空气中大部分的过敏原，包括灰尘、霉菌、宠物皮屑和花粉。HEPA 过滤器最常见，体积小、价格适宜，足够保持一个房间的清洁；安装中央过滤器可为整个房子过滤，但相对较贵。HEPA 过滤器直接过滤穿过的空气，清除当中的灰尘和其他颗粒。离子净化器利用的是一项更新的技术。它们从放置在净化器中心的一个小装置中释放出离子（带电粒子），一个净化器可过滤一个中等大小的房子。这些离子附着在空气中大多数过敏原上，使得这些过敏原沉到地面而无法被人吸入。一些离子净化器还会把离子／过敏原分子吸收回去进行过滤。还有一些离子净化器也具有臭氧功能，能更彻底地净化空气。但臭氧会刺激哮喘患者的肺部，如果家里有人患有哮喘，应该关掉这个功能。

虽然空气净化器价格较高，许多机器都需要定时保养，但如果你发现效果不错，就是值得的。尝试不同的品牌和类型，直至找到你觉得最好的品牌。

吸收尘螨。

适当吸尘。每周对地毯和小块地垫进行一次吸尘。但吸尘会把大量尘螨带到空气中，所以要确保吸尘时及吸尘后半小时，对灰尘过敏的家庭成员不在四周。假如是过敏患者自己吸尘，应该佩戴适合的防尘面罩来过滤空气，并使用带有 HEPA 过滤器的吸尘设备或其他过滤器来限制空气中循环的灰尘量。

使用排气过滤器。除了使用空气净化器，还应在屋子的通风口放置纱布或灰尘滤网。在开启了空调或暖气设备，将风道系统中的灰尘吹向空中前，滤网会挡住灰尘。每 1 ~ 2 年替换更新这些滤网，包括中央空调系统的大滤网。每隔几年对风道系统进行专业的清洗 。

控制湿度。尘螨和霉菌的繁殖全靠湿度。按需使用湿度计和除湿机，保持室内湿度在 25% ~ 40%。

霉菌

我碰巧也有轻微的霉菌过敏。一到阴雨天，我的鼻子便开始发痒；接着会持续好几天打喷嚏、流鼻涕，这是因为空气和地面的湿气使得霉菌多了起来。我的过敏是几年前经过敏原检测确诊的，因为灰尘和花粉过敏更厉害，霉菌对我而言并不是什么大事。但对于主要有霉菌过敏的人来说，鼻腔和呼吸道症状实在很烦人。持续接触霉菌也会导致慢性哮喘和周期性哮喘的发作。

霉菌群把如灰尘一样轻的霉菌孢子释放到空气中。这些霉菌孢子到处飘浮，被吸入后便沉积在鼻子和肺部黏膜上。对于霉菌过敏患者，孢子触发了典型的 IgE 介导的过敏反应（参见第 16 页所述），如同灰尘和花粉触发过敏的方式一样。另外，霉菌孢子分泌的化学物质刺激了其他免疫细胞参与到反应中，并使 Th2 淋巴细胞对具体霉菌的过敏产生记忆。

我们每天都会接触到霉菌，它是正常存在于室外和室内环境中的一部分，对于许多人来说是无害的。霉菌在健康的个体中并不会造成实际的感染。霉菌引起的麻烦主要通过以下两种方式：第一，过敏患者会在一年中某一个时段或某一个地方发生过敏，严重霉菌过敏的症状与动物、花粉或灰尘过敏一样令人苦恼，在某些情况下更严重。第二，由于水慢慢渗漏（如水管或屋顶漏水）在墙壁、天花板、地板或橱柜中却未被发现，致使长时间生长的霉菌会释放出高含量的孢子，即便家人通常对霉菌不过敏，也会经历鼻窦和呼吸道症状。

过敏原检测有助于确定霉菌是否该对你的症状负责。对于患有慢性持续过敏或哮喘的人，如果原来霉菌过敏原检测结果呈阴性，定期再进行霉菌过敏原检测十分重要，这能确保霉菌过敏不会加剧你当前的问题。

霉菌的类型

霉菌的种类繁多，大多数对霉菌过敏的人仅对其中一两种敏感。除非你进行了过敏原检测（皮肤或血液检测——参见第 27 页），不然无法获知具体是对哪一类霉菌过敏。只要知道是对霉菌过敏就可以采取许多常见的预防措施。有些霉菌倾向于徘徊在房子里某一区域，或在室外繁殖，或存在于特定的工作环境中。确定是哪种霉菌引起你的过敏，可以帮助追踪它们在何处生长，这样便可以清除过敏原。以下是引起过敏症状最常见的霉菌，以及它们的常见位置：

交链孢霉。这种霉菌生长在植物上，并在腐烂的植物上繁殖，特别是在潮湿的夏末和其他水分充足的时候。在风大的日子，大量孢子四处飞扬；在炎热干燥的气候，孢子也易于在风中散播。众所周知，雷暴天气也会带来大量孢子，触发患者过敏和哮喘发作。孢子也会在室内飞扬并引发症状。

枝孢菌。与交链孢霉有许多相同的特性，在室内和室外，具有更强的表面繁殖能力。

曲霉菌。它在室内湿度大的地方，尤其是地毯、石棉、水泥板甚至灰尘中繁殖，喜欢炎热、潮湿的气候。曲霉菌会在慢性肺部疾病患者（如严重哮喘或囊性纤维化）或免疫缺陷患者身上引起一项特别严重的呼吸道疾病，称为过敏性支气管肺曲霉病；该病不会发生于肺部和免疫系统健康的人身上。

青霉菌。室内霉菌，生长于变质的食物和许多其他类型的有机材料中，包括墙壁和天花板内的建材。这也是在变质面包、奶酪和水果上最常见的霉菌。

毛霉和根霉。在潮湿的室内区域，以及在变质面包和含糖食品上繁殖。

葡萄状穗霉。被称为"黑霉"，该霉菌生长在潮湿的建材上，当室内渗水未被察觉便会促使它繁殖（很多上文提及的霉菌也如此）。其孢子被怀疑是引起特别严重的呼吸道症状和许多其他慢性症状的原因；肺出血是极其罕见的并发症。幸运的是，大多数接触到这种霉菌的人只会有轻微的过敏症状。霉菌检查人员和专业霉菌去除人员往往会过分强调黑色葡萄状穗霉的危险性，引起不必要的恐慌。的确，霉菌很恼人也应该去除，但是，它不会杀死任何人。通常的做法是，在最严重的霉菌暴露和移除的时段离开家一两天。

还有很多其他种类的霉菌可触发过敏，如有需要，医生会向你提供更详尽的信息。

慢性鼻窦炎和呼吸道感染：怀疑霉菌过量

虽然霉菌自身并不会引起感染，但持续接触高浓度的霉菌孢子也会引起细菌性鼻窦炎反复发作和肺部感染。当一家人好几个月断断续续地生病，尤其是在雨季屋内大量渗水之后，或当墙面、天花板出现水渍时，考虑一下霉菌。隐藏在墙壁、橱柜、天花板内或地板下的霉菌孢子会泄漏到空气中，而每天暴露在这些过敏原中首先会引起过敏症状，接下来全家会患上细菌性疾病。

减少与霉菌的接触

对于有霉菌过敏的人来说，以下方法可以减少与霉菌的接触和相关症状：

室内霉菌

• 使用能杀灭霉菌的消毒剂，如 10% 的漂白液，定期打扫霉菌容易生长的区域，包括浴室、水槽下、浴帘、窗框、窗台、垃圾桶、冰箱的底部和橡胶门垫、洗衣房、地下室，甚至壁纸。

• 家中保持 25% ～ 40% 的湿度。

• 定期清洗冷喷雾器和加湿器。

• 如果发现发霉的气味，可以用杀霉菌喷剂喷洒空调通风口。

• 使用 HEPA 过滤器、离子净化器或中央空调空气净化器来减少灰尘，也可以消灭霉菌孢子。

• 壁橱和浴室的夜灯可以减少霉菌的生长。

• 立即修理或更换任何受浸水破坏的墙体、地板、天花板、地毯或带软垫的家具。屋顶渗漏会导致潮湿的天花板和石膏板特别容易长霉菌。

• 在炉子上烧水，在浴室中洗热水澡时开排气扇来控制湿度。

• 圣诞树容易隐藏霉菌。先把松散的松针清理干净，再把圣诞树放好。

室外霉菌

• 及时清除院子里潮湿的有机物残留。

• 定期修剪灌木和树木使得更多的阳光照射在房子四周，杀死霉菌。

• 关好大灌木丛附近的窗户，刮风天关好门窗。

• 在院子里和房子周围保持通畅的排水。

• 避免在收获期间造访农场，尽量少待在干草、果树和刚收割的谷

别忘了蟑螂过敏

我们不希望想象蟑螂的样子，它非常讨厌，但对于部分地区的家庭却是不可避免的来客。它们的唾液、粪便和脱落的皮屑是一部分人的过敏原。蟑螂也会频繁出现在仓储设施里，可能引发在这些地方工作的人过敏。只有在学校才会过敏的孩子可能是对这些昆虫产生了反应。蟑螂过敏可以通过常规过敏原检测来确诊。如果你生活或工作在蟑螂周围并检测出过敏，采取以下措施来尽量减少对蟑螂的接触：

• 保持饮食清洁，将食物存放在密闭的容器中，及时洗碗，经常清空垃圾桶。

• 在适当的地方放置诱饵。

• 如有需要，请专业的检查人员来定期处理。

• 不要在家里储藏纸箱、报纸、纸袋。

• 确保墙上的裂缝、缺口和管道装置都已妥善密封好。

物四周。

• 避免靠近刚割下的牧草和杂草，它们除了会释放花粉，还会释放霉菌孢子到空气中。堆肥和覆地物是霉菌的天堂。如果需要处理，请戴上口罩。

• 远离潮湿的树叶堆。即使是在有腐烂落叶的树林里徒步，也可能会引发过敏患者的症状。

• 室外潮湿的木质家具会繁殖霉菌。覆盖这些家具以防水分积聚，并定期用漂白水清洗。

专业去除霉菌

请专业霉菌检查人员来检测和去除霉菌。如果你的情况允许，这笔钱值得花。水渍造成的大量霉菌污染是最常见的情况，需要专业人员的帮助，特别是当霉菌隐藏在墙上一段时间后。对于那些需要进行积极药物治疗的慢性哮喘患者，家里应及时检查，确保霉菌不是致病的因素。对于检测出对霉菌高度过敏的人，应遵循所有的预防措施，特别是那些适用于你过敏的那种霉菌的措施；如果症状持续，专业的检测可能会有帮助。

花粉

啊，大自然真美妙！漫步在树林里，在长椅上午睡，或在公园里野餐都是非常愉悦的消遣……前提是你对花粉不过敏。风大的日子里这种过敏是最严重的。我有花粉过敏，某些季节曾让我很烦恼，也对抗过敏药物很依赖。最近几年由于采取了所有相关的营养和过敏预防措施，我不再在任何特定的花粉季节受苦了。

在第 42 页，你了解了应该何时怀疑花粉是引起鼻炎的原因；花粉也会引起慢性和急性哮喘的发作。花粉过敏通常通过皮肤或血液过敏原检测来确认，可测试出种类繁多的植物花粉。

有一个有趣的现象，叫作口腔过敏综合征，发生在一些花粉过敏的人身上，这是花粉和食物过敏之间的交叉反应。参见第 218 页，查看什么食物可能会引起这些反应。

花粉的类型

作为植物繁殖过程的一部分，花粉是由植物脱落的微小颗粒组成的。植物在早上释放出大部分花粉，但一天下来风会将其吹散。花粉主要有3种类型：

树木花粉。 大多数果树和一些松树都不会产生过敏性的花粉。然而，其他树种，包括刺柏、侧柏、榆树、桦树、枫树、一些松树等却会产生过敏性花粉。各树种每年都会有一个相对较短的释放花粉的时期，多数是从晚冬入春的时候。对于只有一项过敏的人来说，过敏症状持续的时间可能较短。然而一些树种会在一年中的其他时节授粉，所以患有多种过敏的人可能会在多个季节发生过敏。

草类花粉。 在生长季节，草会释放花粉。在美国南部和西南部，以百慕大草为主，它不断地生长，一年四季都会释放花粉。美国北半部生长着各种各样的草，包括猫尾草和早熟禾；这些草主要生长在春天和夏天，因此可以预测在这些季节容易引发过敏。美国的高海拔地区空气中草类花粉很少。

杂草花粉。 大多数杂草花粉不会引起过敏。而那些引起过敏的杂草中，豚草是季节过敏性鼻炎最常见和最麻烦的成因。豚草大量生长在美国中西部平原和那些有耕种土壤的东部农业州，并在夏末和初秋时节释放花粉。由于豚草在农耕区附近出现且与季节过敏性鼻炎相关联，便促使大家称其为枯草热。其他多种杂草也会影响到美国的其他地区。

对具体花粉过敏的确诊有助于以下两方面：第一，可为你提供特定信息，减少接触，预测季节变化。第二，有助于确定你是否会得益于脱敏针的注射（参见第 296 页）。

减少花粉的接触

过敏患者不必任由风、天气和季节摆布。你可以采取以下措施，尽量减少与花粉的接触：

监控花粉量。一些花粉是季节性的，一些花粉却是四季常有的。如果检测出 1 ~ 2 项花粉过敏，那么医生会告诉你哪些季节是最恼人的。你也可以通过各网站和新闻站点，以及移动设备上的应用程序来监控花粉量。当你某一天、某一周甚至某一个月都处于一种糟糕的状态，正如我们在第 51 页讨论过的，请记住必须对鼻窦健康加强管理，尽量减少花粉带来的影响，并根据需要服用抗过敏药物。当花粉量较高的日子，请特别留意以下提到的建议。

使用空气净化器。离子净化器、HEPA 过滤器和中央空调空气过滤器，如第 284 页讨论的，可清除空气中的许多花粉颗粒。如果你对灰尘过敏，那很有可能需要全年开着它们；如果花粉是你唯一的问题，那只须在花粉量高的日子打开它，这将有助于延长净化器的寿命。

关窗。花粉高发时关好窗户。开车出去时也要保持车窗关闭。有需要的话可以打开空调，并确保任何外来空气在通过空调系统时得到适当地过滤。

清除有害物质。每天晚上，先洗个澡，洗洗头发，然后穿上一套干净的衣服或睡衣，清除身上的花粉。把换洗的衣服直接放进洗衣机。外套和帽子挂在门厅或走廊的壁橱里，并在过敏季节定期清洗夹克外套。不要把任何室外穿的衣物带进卧室。

室内玩耍。如果你或孩子对某种树、牧草或特定的杂草存在可预测的季节性过敏反应，且你能确定它们存在于房子周围，那么，就需要了解这些植物在一年中何时授粉，并在这些时期减少户外活动。如果对草过敏，就应该远离新修剪的草坪。

宠物过敏

对宠物和其他动物过敏的人其实是对动物身上脱落的干皮，也就是所谓的皮屑过敏，并非宠物毛发触发过敏。动物唾液和尿液也含有过敏原。皮屑颗粒超级小而轻，因此长期在空气中悬浮。所有猫狗脱落的皮肤细胞，即便是短毛品种，以及所谓的低敏品种，也可能引发过敏。新的研究已经促使许多过敏学家认为，并不存在所谓的不易引起过敏的狗品种。

人们还不清楚为什么有些人天生，或者后天发展成宠物过敏。基因很有可能占主要地位，而环境因素也有作用。从小与宠物一同长大看似有助于减少过敏性疾病；但宠物过敏似乎是独立的，无论人是否在动物周围长大。

宠物过敏通过皮肤或血液过敏原检测来诊断。如果确诊过敏，最好的长期解决办法是给宠物找一个新家，并欢迎其他类型的宠物进入你的生活。我们非常明白，宠物深受成人和儿童的喜爱。如果正在养宠物，应考虑过敏症状的严重性。如果宠物过敏造成严重的哮喘，保留宠物可能不是最好的选择。宠物过敏但没有饲养动物的家庭应让婴幼儿定期与猫狗接触，诱导免疫耐受，并使孩子得益于与动物接触过程中产生的过敏预防作用。以下是你可以减少接触宠物皮屑的一些方法：

- 定期打扫家里，清除累积的宠物皮屑。
- 使用带有合适过滤器的吸尘器（HEPA 或其他），减少宠物皮屑四处飞扬。
- 保持过敏患者的卧室房门紧闭，保证宠物不会把皮屑脱落在卧室里。
- 保持窗户打开和家里通风（室外过敏原不成问题的情况下）
- 使用空气净化器（参见第 284 页），清除空气中的皮屑。
- 定期给宠物洗澡以减少皮屑脱落。所有的刷毛和清洁在室外进行。
- 带软垫的家具会累积脱落的皮屑，让宠物远离这些家具。
- 需要接触宠物时，使用抗组胺药物，这是一种安全有效的治疗。
- 尝试可用于防止宠物过敏的天然顺势疗法口腔喷雾剂，这或许对一些人有效。

如果以上所有方法都无效，注射脱敏针可有效减少猫、狗皮屑过敏带来的症状。参见下文。

免疫疗法：注射脱敏针，舌下免疫治疗和口服脱敏治疗

免疫疗法是减少免疫系统对过敏原反应的一种方式。一般来说，注射脱敏针是美国主要使用的方法。对花生口服脱敏治疗（给予少量的过敏食物，慢慢增加数量）的实践越来越普遍，而牛奶和鸡蛋口服脱敏治疗研究看起来也非常鼓舞人心（尚未被批准）。在其他国家，舌下免疫治疗（在舌下含服过敏原片剂）数年来已经成为一种标准的替代治疗方法。而美国食品药品监督管理局也刚刚批准可以对一些草类过敏原使用此类疗法，未来几年会有更多的应用。

注射脱敏针

大多数人都很畏惧周周月月年年接受脱敏针注射。这种负面的感受使得许多人不敢考虑这一步，但我们建议患者咨询过敏专科医生，在合适的环境考虑这种疗法。

脱敏针的注射可用于以下吸入性过敏原：

- 牧草花粉

- 豚草花粉（和一些其他杂草）

- 一些树木花粉

- 猫皮屑

- 狗皮屑

- 尘螨

- 蟑螂

- 霉菌（交链孢霉、曲霉菌和青霉菌）

脱敏针的注射也可用于虫咬（蜜蜂、黄蜂、马蜂、胡蜂或火蚁）。

免疫疗法的免疫学机制

免疫疗法能使越来越多的过敏原得到控制。这会使 IgE 抗体水平（如预期）开始升高，但通常不会引起任何过敏反应，因为过敏原的数量极少。很少有人会对脱敏针产生过敏反应，过敏专科医生会着手处理任何紧急情况。身体最终对这种过敏原不那么敏感，而 IgE 抗体水平也会随着时间的推移而减少，最终达到比基准线低得多的水平。此外，免疫系统会通过产生 IgG 抗体来应对过敏原，这可能表现出了耐受性，负责记录过敏反应的 Th2 淋巴细胞也将会减少。该免疫过程非常复杂，机制还没有被完全了解。许多人采取此疗法的最终结果是过敏消失。

哪些人应尝试免疫疗法

研究表明，慢性鼻过敏的患者接受免疫治疗，不仅能缓解鼻腔症状，如果在尚未觉察任何哮喘的迹象前就开始治疗，而后发展成哮喘的概率也显著降低。此外，对于仅有一项主要过敏的患者，在接受脱敏针注射后，也甚少出现对其他主要过敏原的过敏。这对儿童和成人都是有效的，一些过敏专科医生会考虑 3 岁以上儿童接受免疫治疗。甚至已发展成哮喘的患者，如果他们的主要过敏原出现在上文的列表中，也会受益于脱敏针的注射。

脱敏针的成分

父母很自然地会想了解脱敏针的成分。毕竟，如果你准备给孩子或自己接连注射好几周、好几个月，也希望了解里面有没有什么有害的成分。在美国共有 5 家主要的脱敏针生产厂家。我们已经审查了它们许多注射剂的产品说明书，发现几乎是相同的。这些注射剂不含任何有害的化学物质或不常见的成分，且不含水银（汞）。我们相信人体使用是安全的。

脱敏针剂由两个主要成分组成：过敏原（花粉、动物皮屑等）和甘油，还有一些电解质和生理盐水，有些含有少量丙酮。这些成分都不是有害或具有危险性的。如果有任何疑问，可以要求过敏专科医生对使用的具体脱敏针成分进行检查。

如果持续的过敏无法通过充分的预防和治疗措施得到缓解，我们建议患者考虑脱敏针注射。

舌下免疫治疗

这种针对吸入性过敏原的疗法是欧洲和其他国家新兴的做法，但尚未被美国大范围接受。最新批准的舌下免疫过敏原——牧草和豚草，可由过敏专科医生提供。目前针对尘螨、其他花粉、花生、牛奶、猫皮屑和其他过敏原的舌下治疗仍在研究中。你可以定期向过敏专科医生咨询是否可使用这种疗法。

第 14 章

让免疫系统达到最佳健康状态：
预防和治疗过敏性疾病

在阅读本书的过程中，想必你已了解到过敏性疾病形态不一。从湿疹、荨麻疹，到流鼻涕、咳嗽，从胃肠问题、行为挑战，到喘息发作、危及生命的全身性过敏，过敏对我们的健康造成了巨大的影响。而具体到每一种过敏性疾病的治疗都是独一无二的：湿疹有外用疗法，过敏性鼻炎有鼻喷雾剂和药片，哮喘有吸入器，食物过敏有拯救生命的肾上腺素注射。

但所有的过敏性疾病都有一个共同点：免疫系统的失衡。在所有的这些疾病中，免疫系统的过敏分支都跃跃欲试，失去控制，它需要被带回到一种平衡的状态才能使症状减轻，生活质量提高，长期存在的并发症消失。实现免疫平衡应该是每一个过敏患者，从最年幼的婴儿到最年长的成人的首要目标。无论是因何种过敏性疾病感到不适，本章将讲述的如何把自身免疫系统调整到平衡状态的内容都将让你受益。

你可能会想知道那些还未加入这个不断壮大的过敏家族的孩子会如何？你能降低这种家族过敏的风险吗？当然可以。我们处方中包含的预防性措施，可以帮助孩子避免过敏性疾病。

我们的治疗处方是从西尔斯儿科诊所几十年的从业经验中总结出来的，足够科学且确保能够减轻过敏的严重程度，每个家庭都可以遵循，并将塑造健康的生活习惯。

但这个处方也需要你投入大量的精力。这会将我们"药物与技能"的治疗方案发挥出最高水平。每个家庭都能做到，但这颗药并不容易下咽。我们需要你把所有的"技能"都运用在自己、孩子和家庭中。本书通篇读到的这颗有关过敏的"药"只能缓解症状，却不能解决问题的根源。如果你继续致力于我们的免疫健康最佳方案，一定会看到效果，家人的健康也会受益。

这个方案包括许多部分。通过一些简单的生活方式和环境的改变就能改善你的生活。减少压力和寻求积极的心态（用精神战胜喘息和身体瘙痒）是关键因素。必须养成运动习惯，调动身体的自然免疫平衡激素。在怀孕、婴儿期和儿童期作出明智的保健选择，也会对过敏风险产生影响。但最重要的因素是营养状况和肠道健康水平，它们对于免疫系统的影响极为深刻。保护婴儿和幼儿的肠道健康尤其重要，从婴儿早期到成年期，进食更多有助于免疫平衡的食品，减少进食诱发炎症性食品，是最明智的预防方式。

肠道是人体内最大的免疫器官，其中的免疫细胞比身体其他部位的免疫细胞总和还要多。因此，肠道是我们必须努力实现免疫平衡的开端。一旦肠道健康恢复，身体其他部位的免疫平衡也将很快恢复。本章将分享营养和过敏方面的一些前沿观点，帮助你与过敏性疾病和平相处。

对于患有轻度过敏性疾病的一些家庭，我们的建议可以用一句话来概括，可能和妈妈多年前嘱咐你的一样："多吃水果和蔬菜，多出去玩！"我们希望每个人要面对的问题都是那么简单。但患有中度和严重过敏性疾病的家庭，不得不从这一章中深入发掘更全面的治疗方法。

除了营养和生活方式的改变，还有非常多治疗过敏性疾病的自然疗法值得探索。许多草药和一些替代疗法有着很好的研究支持。本章最后将提出有更多可取之处的备选方案供你考量。

在孕期和婴儿期治疗及预防过敏性疾病

在婴儿期，两个最常见的过敏挑战是湿疹和肠道问题，这些通常是由食物过敏引起的。呼吸道疾病在儿童期后期会是一个更大的挑战，也可能会从婴儿期开始。本章还提供了很多额外的措施来确保小宝宝的免疫健康。如果你仍在努力寻找答案，这些措施就可能是你和孩子解开过敏谜题的关键。如果你已经找到了解决过敏的方法，这些信息将有助于保持孩子的健康。而遵循这些措施，对日后出生的宝宝也至关重要，有助于预防家庭过敏性疾病的再次发生。

婴儿期最重要的是保持肠道和肠道免疫系统的完整性。要做到这一点，分娩的方式必须尽可能保持自然，让婴儿肠道和免疫系统的发育受到最小的干扰。以下是你可以为新生儿采取的最重要的预防措施。

自然分娩

达到最佳的肠道免疫平衡的第一步，是在适当的医疗指导下通过健康的阴道分娩产下宝宝。你已经了解到，健康的肠道细菌在免疫健康中起着至关重要的作用，而这些细菌的不平衡则为过敏性疾病提供了条件。阴道分娩恰恰为宝宝提供了首次"免疫"——来源于母亲产道中的健康细菌（被称作"益生菌"）。为什么这些细菌会对宝宝有益呢？大自然设计了这一切，这些健康细菌最初来源于母亲。研究表明，存在于婴儿肠道中的健康细菌与母亲产道中的相匹配。这些细菌将继续繁殖并寄居在整个肠道系统，为一生的肠道健康奠定基础。

出于医疗的需要，有些宝宝必须通过剖宫产分娩。这个医疗程序每天都在挽救身体虚弱的宝宝和母亲，并防止出现非常严重的分娩并发症。

然而，它剥夺了宝宝从母亲阴道获得健康细菌的机会。相反，从妈妈的皮肤和医院环境中获取的细菌组成了宝宝最初的菌群，它们将寄居在宝宝肠道的其他部分。研究也证实，剖宫产的宝宝肠道内存在的健康细菌数量较少，患有湿疹和哮喘的概率更高。幸运的是，无论是哪种分娩方式，母乳都能提供一些健康的益生菌。虽然大多数剖宫产的宝宝都会过上没有过敏性疾病的健康生活，但与阴道分娩的宝宝相比，这些缺乏健康肠道细菌的宝宝确实会有较高的过敏风险（关于增加母亲阴道分娩机会的方式，最新的研究可阅读《西尔斯怀孕百科》）。

一些医生建议为剖宫产的宝宝提供益生菌补充剂。研究表明，在减少肠痉挛和过敏性疾病方面，补充益生菌是有益处的，但这项研究尚无定论。虽然不如从妈妈产道中获取的天然益生菌健康，但为剖宫产的宝宝补充益生菌可能会有作用。关于婴儿益生菌的选择，更多信息参见第332页。研究人员还开始研究在剖宫产后，通过拭子让新生儿接触一定量的母亲携带的阴道菌群，以模拟自然分娩。虽然尚未经许可，这种常识性的做法最终可能会为宝宝提供良好的过敏预防剂。甚至唾液中的菌群也可能有帮助；研究表明，把奶嘴给宝宝前先放进父母的嘴里，可以减少哮喘和湿疹的发生。宝宝吮吸父母的手指也是如此。

抗生素在分娩中的使用

在许多常规的阴道分娩中，会使用静脉注射抗生素来预防新生儿B型链球菌（GBS）感染。这种链球菌存在于25%～40%的女性产道中（研究存在一定差异）。母亲羊膜破裂后，这些细菌便向子宫移动、繁殖，在母亲或宝宝身上导致非常严重的症状，甚至危及生命的感染。当母亲羊膜破裂超过12小时后，便成为主要的风险，这是因为较短时间的分娩过程很少会有足够的时间使细菌移动至子宫并导致感染。由于GBS感染的潜在严重性，对所有阴道拭子检测呈阳性的女性，在分娩期间建议静脉注射抗生素，这种做法每年可挽救无数的生命。

但这个操作也有缺点。这些抗生素降低了产道中的健康细菌水平，意味着宝宝并不能在阴道分娩过程中获取健康细菌。抗生素通过胎盘进入宝宝体内，扰乱了出生后试图寄居在肠道的健康细菌的生长。它们也可能引起酵母菌在妈妈的乳房和宝宝的口腔内过度繁殖，进一步妨碍健康细菌的寄居。

对于剖宫产，母亲在分娩后会被给予静脉注射抗生素来帮助预防术后伤口感染。这些抗生素不会直接进入宝宝体内，因此对宝宝身体系统的初始破坏较少。但随后母亲乳房上的酵母菌感染对母亲和宝宝也是一大困扰。

由于GBS感染非常可怕，因此抗生素对GBS检测呈阳性的阴道分娩女性非常必要。但事实是在母亲羊膜破裂后12小时内出生的宝宝并不会受到GBS细菌的感染。在这些宝宝身上破坏健康细菌的寄居过程，增加过敏性疾病的长期风险是否值得？或者是否有更好的方法来确定哪些GBS呈阳性的母亲真的需要这些抗生素？也许一个合理的折中办法是不向在分娩过程中羊膜完好的母亲提供抗生素，从而使更多宝宝得以建立健康的肠道细菌。家长应针对这个问题与医生探讨，并做出明智的决定。

当抗生素不可避免，我们建议母亲和宝宝使用益生菌补充剂来帮助抵消对肠道的影响。参见第 332 页。

纯母乳喂养

医学研究清楚地表明，纯母乳喂养会降低过敏的风险。初乳（头几天的母乳）有着许多健康的成分，帮助宝宝的肠道做好消化准备，并建立健康、平衡的免疫系统。母乳特别容易消化，包含健康的益生菌，能在肠道中发挥关键的免疫功能。母乳有生长因子，能够养活宝宝自身健康的益生菌。另外，它含有 IgA 抗体和其他类型的免疫细胞，保护宝宝不受感染。母乳，是宝宝最健康的选择。

纯母乳喂养的意义便在于此。研究表明，仅是一瓶配方奶就能连续几周扰乱肠道的完整性。宝宝在分娩后头几天等待妈妈母乳到来的时候，最有可能被给予配方奶；许多医院在那时向脆弱的新妈妈们推荐配方奶粉。美国儿科学会建议，如果有计划采取母乳喂养，在早期不要提供配方奶粉，除非有明确的医疗需要。宝宝在生命的最初几天应仅依赖初乳生存，只需要非常少的奶，在出生第三天或第四天，妈妈乳汁分泌时，他们能继续茁壮成长。

接下来的一年里，用配方奶粉来补充母乳，让母亲休息一下，这个念头还是挺有诱惑力的。许多配方奶粉如今也含有益生菌，但请不要上当：这些益生菌并不像母乳中的天然益生菌那么有益。除非有明确的补充需求，否则不建议使用配方奶粉，尤其是针对有过敏史的家庭。

持续进行母乳喂养两年或更长时间，并在 6 个月后适当引入固体食物，是在营养方面对过敏最好的预防。此外，研究表明，当宝宝第一次接触麸质时仍在母乳喂养，最终患乳糜泻的风险将降低 50%。

治疗乳腺感染

有些母亲会经历乳腺感染，即通常所说的乳腺炎。当乳腺管发生堵塞，细菌就会在停滞的母乳中生长，这时候乳腺炎便发生了，出现乳房疼痛，形成发热的硬块，还有类似流感的发热症状。这类感染的标准治疗方法仅是简单地向母亲提供一个疗程的抗生素。没有伤害，对吗？然而，你也已经了解到抗生素对宝宝发育中的肠道细菌有多大的影响。当母亲口服一周疗程的抗生素时，宝宝也会通过这一周的母乳接触到小剂量的抗生素。而这会杀死宝宝肠道中一些健康的微生物，并促使酵母菌过度繁殖。

早期乳腺炎的大多数病例可以在无抗生素的情况下，通过热敷和轻柔按摩来疏通堵塞的乳腺管，从而得到缓和、治愈。向哺乳专科医生咨询，有助于母亲渡过这一难关，也可避免未来乳腺管再次堵塞。另外，抗生素应被用于伴有持续发热且非医学疗法无效的严重病例，还须配合益生菌进行同步治疗。

避免在婴幼儿期过度使用抗生素

新医疗准则鼓励医生更谨慎地使用抗生素，尤其是在婴儿身上。然而，许多家长仍向医生施加压力要求不必要的处方。抗生素在需要的时候非常重要，但它们有一个主要的缺点，那就是会加剧过敏性疾病：抗生素会杀害许多生活在我们肠道中的健康细菌，导致酵母菌和耐抗生素的细菌累积，并分泌出大量毒素刺激胃肠道系统。免疫系统会在全身各处对这些不健康的细菌和毒素产生反应，过敏分支开始活跃，并产生更多的炎症。针对婴儿期的抗生素使用，研究揭示了两个重要的因素：第一，第一剂抗生素使用得越早，未来患过敏性疾病的风险就越大；第二，数个疗程的抗生素造成的风险比仅仅一两个疗程的更高。新的研究还显示，两岁以前经历多个抗生素疗程几乎会使哮喘的风险增加一倍。

我们当然不反对适当使用抗生素。过去，我们几乎每天都在诊所开出抗生素处方，现在很少这么做了。对于一个年龄稍大且已经在肠道内建立了健康的免疫平衡的孩子来说，单一疗程的抗生素一般耐受性良好，而补充益生菌可以减少抗生素带来的影响。

我们反对的是重复使用不必要的抗生素。如果炎症过程一再反复，过敏性疾病很快就会接踵而至。在我们的实践中，只在必要时使用抗生素。只要有可能，我们就会采用以科学为基础的自然疗法。我们最喜欢的两种疗法，得到了一些初步的研究支持（虽然不足以成为主流），是用毛蕊花大蒜油滴耳液来缓解耳部感染带来的疼痛，以及天然草药治疗感冒、咳嗽、鼻窦感染。我们还使用免疫增强剂来治疗复发性感染。在肠道和免疫系统正在建立的婴儿期，我们会有选择性地使用处方抗生素。关于自然疗法和增强免疫系统的更多信息，请浏览网站 AskDrSears.com 和 DrBobsDaily.com

妈妈和宝宝的益生菌补充剂

虽然一些研究并没有显示补充益生菌有任何益处，但有其他的研究表明，母亲在怀孕期间补充益生菌，并每天给婴儿服用益生菌，有助于减少过敏性疾病，特别是湿疹。如今我们在实践中会向过敏家庭推荐这种预防疗法。选取益生菌参见第 332 页。

快速解决母乳或配方奶不耐受

一些宝宝对母乳中某些有益的蛋白质敏感。而配方奶喂养的宝宝经常会对牛奶或其他配方原料敏感。这些情况可能会导致湿疹、肠痉挛和肠道问题。第 7 章为这些问题提供了详细的解决方法。我们在此也简单

西尔斯育儿丛书

关于在分娩方面作出明智和健康的决定，更多信息参见《西尔斯怀孕百科》。

需要帮助和支持来成功实现长期母乳喂养吗？请阅读《西尔斯母乳育儿百科》。

提醒一下，以便尽快解决这些问题，在婴儿期更早地建立健康的肠道。

适当添加固体食物

在第 6 章，有关如何安全地为成长中的宝宝添加固体食物，我们要以独特而贴近时代的方式看待这个问题，以求最大程度地减少过敏的风险。当你开始给孩子添加固体食物时，重新翻看一下这些信息。

结合医学

越来越多的医生转向新兴的医学实践领域——结合医学。这是一种主流医学和自然医学相结合的医疗方式。结合医学的医生限制抗生素的使用，并在实践中纳入以科学为基础的自然疗法，特别注意婴儿和儿童时期的肠道健康。如果你的家庭正与过敏性疾病抗争，在当地寻找一位结合医学医生，以便为家人作出最好的选择。

改变生活方式，治疗和预防儿童及成人的过敏性疾病

婴儿期之后，大量的因素会影响患过敏性疾病的风险。限制抗生素仍应继续优先执行，尽管不像前两年那么重要。在这个阶段，你可能已经诊断出食物过敏和其他过敏诱因。要么你已经尝试了所有的方法，但问题还没有得到充分解决，或者你希望在家庭中采取预防措施来减少整体的过敏风险。各种各样健康的生活方式和营养方面的选择，可能有助于确保你的家庭保持长期健康。

放慢脚步

实现免疫平衡的第一步就是要检查一下自己的生活方式。你是否太忙了？工作压力太大了？你大部分时间都待在室内吗？你整天跑来跑去照顾别人，却没有时间照顾自己吗？你是否过度致力于家以外的活动和组织，占用了自己大量的时间和精力？

在审视了自己的生活方式后，也应该检查一下家中患有过敏的孩子们的生活方式。他们总是整天在家坐着看电视和打游戏吗？他们在学校压力大吗？他们频繁生病，过量服用抗生素吗？你有足够的时间和家人在一起放松、玩游戏和娱乐吗？

对于任何慢性疾病，退一步来审视你的生活方式都是值得的。让我们来看看典型的美国中年男性，他刚经历了第一次心脏病发作，有着高压力的工作，饮食不合理，缺少运动，加上冠状动脉堵塞，引发心脏病。手术过后经恢复，这位男性还会回到以往的生活方式吗？如果他想活下去，绝不可能。如果他想过幸福长寿的生活，应该降低压力，适当饮食，并开始体育锻炼的计划。

过敏性疾病也是如此。你必须做的不仅仅是回避过敏原，每天服药。有时候我们仅仅是需要放慢脚步，深呼吸，并衡量一下对我们来说什么才是最重要的，其实没有什么会比家庭更重要。可能你需要努力工作，也会有一些压力，本章建议的措施会帮助你找到免疫和过敏之间最恰当的平衡。

走向户外

还记得当你还是一个孩子的时候，和朋友们在家附近自由漫步，总是忘记时间，勉强才能赶上家里的晚餐。我们也是这样。把时间花在户外对身心有益，对免疫系统也有好处。

免疫耐受。想象一下这样的情景：宝宝出生后，头 3 年的时间大部分是在室内度过的，那里既干净又安全。接下来，他进入了幼儿园，突然暴露在细菌、花粉、植物、宠物和许多免疫系统以前从未遇到的其他过敏原中。由于这些过敏原对于免疫系统来说是外来者，孩子便很有可能对它们作出反应。

相反，看一看在免疫系统发育初期便接触了许多过敏原的宝宝。妈妈几乎每天都带宝宝去公园，他们参观动物园和当地的有机农场，也会吸入一些花粉和自然存在于环境中的霉菌。他们在草丛和泥土中玩耍，在灌木丛中爬行。宝宝的免疫系统知道，这些过敏原是正常生活的一部分，并对它们耐受。

维生素 D。它通过自然的阳光在皮肤中被激活，然后分布到全身，有助于平衡免疫系统和预防多数慢性疾病。许多研究表明，维生素 D 缺乏是患有过敏性疾病的一个风险因素。为了保持人体中健康的维生素 D 水平，儿童和成年人在不使用防晒霜的情况下（防晒霜会阻碍维生素 D 被激活），每天花几小时待在室外。但应避免正午时分在阳光下暴晒，以免晒伤。

如果你的生活方式或当地气候条件有限，花这么多时间在户外不现实，那就服用维生素 D 滴剂或者片剂来补充吧。有关剂量参见第 331 页。

享受真正的大自然。医学界最近提出了一项新的疾病，称为自然缺失症。没有花足够的时间待在户外的孩子和成年人的确会产生更大的压力、更多的行为问题，以及更广泛的情绪和学习障碍。这些压力也导致了免疫失衡。除了多花时间在后院和家附近玩耍，计划在森林中、山野里及其他地方进行更多的自然徒步和探险远足，将有助于你和家人远离疾病。

想要进一步了解，大自然景色如何使反常的免疫系统成熟起来，可以读一读哈佛神经科学家伊娃·色哈医生（Eva Selhub）和艾伦·洛根医生（Alan C. Logan）撰写的《大自然的大脑》（*Your Brain on Nature*）。

考虑搬家

住在大城市有损肺部健康。1981 年，我们一家搬到了烟雾弥漫的洛杉矶，很快便意识到这次搬家是个错误的决定。我们还记得，因为空气不好，我们棒球队的队员们出现喘息而暂停小联赛。而我们搬到拥有洁净空气的海边城市，加利福尼亚州的圣克莱门，我的哮喘便有所缓解。有些时候，哮喘家庭不得不为了更健康的生活而搬家。

或许你的家人所患过敏就是因为居住地的环境，是当地花粉或霉菌所致。如果你的症状足够严重且是长期的，可能是时候考虑要搬到一个新的地方了。向过敏专科医生咨询，确定你的过敏是否可能会在某些地区得到显著缓解。

如果你确定搬家，确保新家远离主要公路和工厂。这些地区的空气污染对鼻窦和肺部健康都有着重大影响。

健康的家庭环境

如果鼻过敏和哮喘是你的家庭面对的主要挑战，仔细阅读第 13 章，"清除吸入性过敏原：灰尘、霉菌、花粉、宠物，以及注射脱敏针"来提醒我们如何减少灰尘、霉菌和其他刺激物。保持家里清洁和无过敏原是有好处的。

还要记住，吸烟和过敏性疾病不能共存。如果家里有人过敏，戒烟是绝对必须的。二手烟是导致儿童哮喘的直接原因，也会导致许多其他过敏性疾病。

减少压力的技巧

压力会加剧免疫系统的功能障碍、喘息和炎症。你开始喘息，觉得没有呼吸到足够的空气；然后便开始担心喘息会进一步挤压气道。一项新的研究领域——心理神经免疫学研究显示，当我们的压力降低，免疫平衡水平就会提高。快乐的想法会触发快乐的神经激素，从而降低神经炎症反应，帮助免疫系统恢复平衡。你和孩子对于如何"用精神战胜过敏"掌握得越快，这些过敏性疾病也会越快缓解。以下是一些供你考虑的减压工具。

抑制诱因。由压力触发的过敏性反应多发生于成年人，但也会发生在孩子身上。是什么样的烦恼可能引起哮喘、瘙痒或流鼻涕？是学校考试还是家庭不和？一旦你确定了压力来源，尽可能移除它。

学会情绪转换。当你或孩子感到喘息要来了，快让头脑充满快乐的想法。我们把这叫作"即时回放"：回想打出本垒打、在舞台上跳舞或踢足球的场景。当你的孩子感觉过敏反应要开始的时候，教会他如何使头脑里充满最美好的回忆，并尽可能快速播放。我们的一位严重哮喘患者每当感到喘息到来，便会回想起最喜欢的一幕——家庭海滩聚会的情景，这会使他从担心喘息中分散注意力。尝试读一个故事，做一次按摩，播放音乐，开始安静吟唱，或者做一些能够愉悦家庭气氛的事。

把消极的想法扔进垃圾桶。另外一项适合儿童的做法，是把注意力集中在清除大脑消极的想法上，以此来转换情绪。鼓励孩子尽快把这些想法置于脑后吧。教会你年幼的孩子："把消极的情绪扔进垃圾桶，看着垃圾车把它运走。"对于年长的孩子："一旦有令人不安的想法进入脑海，迅速把它扔掉，就像你把垃圾邮件扔到电脑的回收站里一样。"

我们用这种方法是为了告诉孩子："消极的思想就像沙滩上的脚印，让快乐思想的海浪立刻把它们冲掉。如果不冲掉，沙子可能会变成混凝土。这些消极的想法可能会持续下去，并成为你大脑的一部分。"

幽默治疗。是的，笑是最好的药物，尤其是当过敏发生的时候。笑能提高天然抗菌和免疫平衡水平，并加快伤口愈合。这就是为什么聪明的妈妈会微笑着把雾化器递给正在喘息的孩子。

音乐治疗。也被称为"iPod 治疗"。音乐有助于身体释放出快乐和治愈性的抗炎激素。

通过鼻子吸气。新的研究表明，用鼻子呼吸会刺激鼻腔通道，使其释放出一种天然的抗过敏生化物——一氧化氮，它有抗鼻炎的作用，也是肺部血管的扩张剂，帮助肺部的血管携带更多的氧气。试试以下这些运动：

- 通过鼻子深吸气，从 1 数到 4。
- 屏住呼吸，从 1 数到 4。
- 慢慢地通过鼻子和嘴巴呼气，从 1 数到 6。这样可以让肺部扩张更长的时间，以便更好地进行氧合作用。一些初步的研究还表明，呼气时哼歌可使肺部更放松。
- 告诉你的孩子，如何把自己的手放在腹部上，伴随着每一次呼吸感受腹部的起伏变化。

另外，教会孩子在他感觉到呼吸道过敏的那一刻便进行这个练习。如果等到喘息开始，可能会很难进行放松的深呼吸，从而加重焦虑和哮喘。

创造积极的个人方法

过敏性疾病的确难以忍受；孩子们走进诊所时并不希望听到令人沮丧的话。当看到父母和孩子进来咨询，我们会在积极的前提下开始："这种治疗过敏的方法，也可以预防和治疗许多成年人的其他疾病。按照我们缓解过敏的处方，孩子不仅皮肤会少些瘙痒，流鼻涕和肺部喘息音会减少，肠道敏感也会减轻。同时，他们的大脑也会更聪明，心脏更健康，有更强壮的肌肉和关节，更稳定的情绪。"

12岁的男孩詹森来我们的诊所找西尔斯医生咨询治疗他的过敏。在讨论之后，西尔斯医生问他有什么其他愿望。詹森希望能成为一个更好的足球运动员，然后透露他担心自己太矮了。呀！机会来了。"詹森，我们可以邀请你参加这个'把足球踢得更好'的计划吗？"他愿意。"那我会给你列出'长高食物'。这个计划也会减轻你的过敏，"西尔斯医生补充道。和詹森击掌庆祝后，"处方"便开出来了，你将很快在下文中读到。

几周之后，詹森的妈妈打来电话告知好消息。"西尔斯医生，你究竟向詹森说了什么？他现在做的事、吃的东西是我这么多年来一直努力劝说的，之前他却做不到。"对于詹森，和许多像他一样的孩子，我们都会把治疗方案与他们的愿望联系在一起。

锻炼让你远离过敏

许多现代生活方式和环境因素引起了过敏的日益泛滥，那这种流行病是否受到医生词典里提及的最新疾病——久坐症带来的影响呢？当然这并不是唯一的因素，我们相信缺少运动才是过敏流行起来的主要原因。与此同时，多动症是另一个日益发展起来的流行病。一旦学校减少了课间休息时间，处方药物利他林的用量也会大幅上升。它们之间有没有联系呢？我们相信有。经常运动的孩子能更好地处理过敏，相反，腹部过多的脂肪会加重过敏。在我们的实践中，通常会使用更激进的措辞

"糖尿病前期"，而非无用的"超重"。每一个超重的人都在医学上被定义为糖尿病前期。对于那些还没被吓到而采取行动的父母，我们将使用"阿尔茨海默病前期"这个措辞。让我们尽可能在早期就阻止这两种流行病继续发展吧。

减掉多余的体重和减少炎症

多余的腹部脂肪细胞，向血液中释放炎症性化学物质。这些化学物质使得免疫系统失去平衡，让你喘息、流鼻涕、瘙痒和疼痛，有损身体健康，尤其会影响到肺部和关节。

在肺部，过多的脂肪会使本已受限的呼吸变得更加困难。它限制了

注重瘦腰身，而不是减肥

我们为糖尿病前期的孩子提出的第一个抗过敏的指令是：在接下来的两年内保持相同的腰围或牛仔裤尺寸。这个体重控制计划，可以理解为腰围控制计划，我们很少要求孩子减肥。孩子长得太快，如果他们可以保持相同的体重和腰围尺寸 1 ～ 2 年，自然而然就会瘦下来。在我们的实践中，瘦并不一定意味着瘦小。瘦意味着有适合个人体型的体重和腰围。我们提倡的是 LEAN 状态，代表生活方式（Lifestyle）、锻炼（Exercise）、态度（Attitude）、营养（Nutrition）——理想健康状况的四大支柱。关于我们 LEAN 线上项目更多的信息，以及如何成为有资质的 LEAN 教练，请登录 www.DrSearsWellnessInstitute.org 查看。

腹部的扩张，腹部需要做更多的工作来帮助呼吸。而脂肪堆积在咽喉后部，进一步收窄气道，从而导致阻塞性睡眠呼吸暂停综合征。睡眠不足会进一步使免疫系统变得不平衡。我们注意到，一旦哮喘患者变瘦，他们的呼吸就会变得更容易，睡得更好，健康状况也会有所改善。

炎症性化学物质也会刺激关节。关节和身体疼痛将意味着花费更多的时间坐着，以及更少的时间去运动，从而产生更多的身体脂肪和过敏，这是一个恶性循环。我们鼓励大家从低强度的运动开始，更积极地生活，使关节恢复到原来的状态。

通过运动改善血管

每一个器官的健康都需要以给它提供血液的血管的健康为前提，被哮喘影响的肺部尤其如此。哮喘患者的肺组织常常受到损害，从而削弱了氧合作用。这是导致严重呼吸道过敏的儿童在运动过程中容易疲劳的原因之一。但运动能使肺组织产生更多的毛细血管，建立额外的毛细血管网络有助于在肺泡四周制造更多的血流量，来弥补氧气转换的不足。肺泡就像数以百万的小气球，在你呼吸时充满空气，让更多的氧气进入体内。

运动增强身体的天然抗炎性

一项曾获得诺贝尔奖的研究揭示，我们体内有一个巨大的私人药库，可以制造大多数我们需要的抗过敏药物。你可能会问："我体内哪儿是私人药库呀？它会制造什么药物，我怎么才能使用它呢？"让我们一起到身体里畅游，看看这项研究告诉我们什么：

第一课，想象你的血管如同河流和小溪。当你把垃圾扔到河里，河水变得泥泞和肮脏，垃圾很黏并堆积在河岸上。垃圾食品在我们的血管里也是如此。它使血液流动得更慢，身体就没有足够的精力来好好思考，好好表现。对于孩子来说就是，跑得不够快，球踢得不够远，舞跳得不够优雅。孩子们也会了解这之间的相关性：把黏糊糊的东西（垃圾食品）放进嘴里，血液也会变得黏糊糊，这会阻碍自己的成长。

现在来看看进食"帮助成长的食物"，如水果、蔬菜、鱼类和豆类的人们的动脉。他们的血液如此干净，从血管中流动过去犹如新鲜的水流过一个崭新的水滑梯。一旦你的家人明白，帮助成长的食物会建立畅通的动脉，垃圾食品会在这些"河流"中堆积黏糊糊的东西，犹如污染，咱们就可以进入下一课了。

血管黏膜有着数以百万的腺体，像小喷壶一样。这些腺体组成了你的私人药库。它们向血液中释放属于你的化学物质，生产抗炎和抗过敏药物。但如果你的饮食充斥着不健康的食物，黏糊糊的东西便会黏住这些小喷壶的盖子，让它们没办法打开，释放出有修复作用的液体。

运动有助于释放出这些天然的药物。当我们跑、跳，或在室外玩耍时，血液流过腺体的速度更快，打开了这些小喷壶的盖子，使得更多的药物释放出来，治疗过敏和炎症。这也是为什么锻炼会对你的身体和过敏有益的另外一个原因。

正如你看到的，生活方式、态度、锻炼在抵抗过敏和炎症的战斗中非常重要。但是，对免疫系统影响最大的是你的饮食。

治疗过敏性疾病的营养变化

我们希望你和家人遵循的"抗炎节食"是过去 20 年实践中使用的

疗法。节食这个词意味着体重减轻，但这并不是我们的目标。在我们看来，节食仅意味着进食的一种方式；事实上，我们都在节食。

究竟食物是怎么影响过敏的呢？如同你在前面章节学到的，关于过敏有一个越来越受青睐的说法，就是免疫系统功能紊乱，也就是免疫系统变得反常，或过度反应，或反应不当。我们现在了解到的是，免疫系统会受到食物中营养的深度影响。食物中用以平衡免疫系统的营养成分叫作抗氧化剂，它们是大自然母亲给予的药物。抗氧化剂赋予食物较深的颜色，这就是为什么你最喜欢的过敏专家妈妈医生总是说："多吃不同颜色的食物。"

同样为食物提供颜色的抗氧化物质，比如西红柿红或蓝莓蓝，也会使这些水果和蔬菜变得健康。许多英文名称中带 itis 后缀的过敏性疾病，如关节炎（arthritis）、支气管炎（bronchitis）、结肠炎（colitis）、皮炎（dermatitis），是由于组织中氧化剂的积聚导致的。接下来，免疫系统会对抗这些磨损的组织，而有时候对抗过度，就会引起皮肤瘙痒、喘息、关节疼痛，以及肠道不适。而食物中的抗氧化剂会进入免疫系统的细胞中，鼓励它们好好工作。把这些抗氧化剂想象成为免疫系统保驾护航的警察，帮助它们保护身体，达到最佳健康状态。

沙拉、果昔、水果、蔬菜、鱼类中所含缓解过敏的营养物质叫作植物营养素，简称为植物素。比起抗氧化剂，孩子们更容易记得植物素。你可以这样向孩子解释植物素："当细菌进入你的身体并引起喘息或皮肤瘙痒，给体内的军队提供好的食物变得至关重要，那样的话，军队会在你生病之前把细菌吞掉。水果和蔬菜就是'军队的食物'。你给军队更多的水果、蔬菜和海鲜，就会感觉更舒适。"另外一个教孩子营养学知识的关键，是适用于他们的生活：根据孩子最喜欢的活动来标记这些食物，比如足球食物、橄榄球食物，或者是舞蹈食物。跟孩子说要吃"帮助成长的食物"，而不是说"健康食物"。

一个最近被认可的营养研究领域，称为营养遗传学，研究我们所吃的食物如何打开或关闭过敏基因。比如，如果你的孩子在出生时就携带哮喘的基因，遗传密码就会增加他的肺部对花粉的敏感性，而你没办法剔除这个基因。好消息是，食物可以影响这个基因表达的方式，也是这门令人兴奋的新科学——营养遗传学的基础。想象一下这些哮喘基因有一组开关按钮，某些食物可以按下关闭按钮，减少喘息的遗传倾向，这被称为关闭基因表达。如果你能遵循抗炎节食，可以在基因层面上改善过敏。

5S 饮食法

我们把实践中采用的抗过敏饮食称为 5S 饮食，因为它着重于以 S 开头的食物：

海鲜（Seafood）：主要为野生三文鱼。

果昔（Smoothies）：富含植物素的多彩水果和浆果。

沙拉（Salads）：同样富含植物素的绿色蔬菜和坚果。

香料（Spices）：强有力的抗炎物质。

补充剂（Supplements）：基于科学的补充剂来弥补营养差距。

海鲜

海鲜作为一种控制过敏的饮食，背后有着更多的科学知识，不是其他食物所能实现的。因此，把鱼类作为家庭饮食的一部分非常重要。

进食更多颜色的鱼类。 "多夹不同颜色的食物到盘子里"这个想法并不仅限于水果和蔬菜，也适用于海鲜。粉红色的野生三文鱼远比白色的养殖罗非鱼健康。有一天，我们在阿拉斯加和兰迪·哈特内尔在一起的时候（他是我们最喜欢的渔夫朋友，也是 Vital Choice 野生海鲜和有机食品公司的所有者），西尔斯医生问他为什么三文鱼的颜色是粉红的。兰迪回答道："想象一下，一条三文鱼在马拉松的最终阶段，已经逆流而上游了 6500 米想回到自己的出生地。如果孩子向山上跑 6500 米，可能会发生喘息，还会喘不过气来，肌肉也会酸痛和发炎，还可能爆发全身过敏。为了避免三文鱼出现这种情况，大自然母亲赐予它强大的抗氧化剂，被称作虾青素，正是这种营养物质使得三文鱼呈粉红色。这种强大的抗炎物质能够舒缓三文鱼负担过重的肌肉。"（希望了解更多关于虾青素的抗过敏和抗炎作用，可阅读威廉·西尔斯的《虾青素：海鲜的超级营养物质》。）

进食鱼类，呼吸更顺畅。哈佛大学 2009 年的一项研究（发表于《国际变态反应学与免疫学文献》）表明，青少年进食更多的 Omega-3 脂肪酸（简称 Omega-3s），以及更多的水果和蔬菜，出现哮喘和慢性支气管炎的症状更少。哮喘研究人员相信，这主要归功于海鲜、水果和蔬菜的抗炎作用，有助于平衡免疫系统和减少气道的敏感性。

进食鱼类，瘙痒更少。 自 1998 年以来，当数百篇科学论文刚开始证明海鲜有助于缓解过敏症状时，我们已经在实践中开出了无数"多吃鱼"的处方。特别是在治疗湿疹的时候，我们不仅关注你用在皮肤上的乳液和药水，还关注你给皮肤提供的营养物质。Omega-3 鱼油是大多数抗炎营养物中的一种。所有年龄的皮肤都爱 Omega-3，不论是婴幼儿和儿童的湿疹，还是老年人不可避免的"智慧皱纹"。研究表明，母亲在哺乳期进食更多的 Omega-3 脂肪酸，孩子患湿疹的情况会更少。而美国医学会期刊《儿科学与青少年疾病文献集》2009 年的一篇文章也显示，早期引入鱼类可减少婴儿湿疹。

有一个关于鱼的开心故事：我们一位患者的孩子天生患有一种罕见的遗传性疾病，称为先天性鱼鳞病。她的皮肤无时无刻都很干燥且起鳞屑。在出生第二周的回访中，我们建议母亲一周进食 2 ～ 3 次三文鱼，并补充鱼油胶囊。这会使特殊的脂肪进入母乳中，再进入孩子的皮肤中帮助修复。一个月后，孩子的皮肤变得更光滑、更柔软，而这位母亲在加州大学洛杉矶分校的皮肤科医生对此也感到吃惊。幸亏吃了鱼，我们有了一位非常感恩的母亲和皮肤健康的孩子。

进食鱼类，为宝宝提供健康的脂肪。 适当剂量的 Omega-3 脂肪酸，抗炎和抗过敏的效果非常好，我们建议所有哺乳妈妈进食大量鱼类和补充鱼油，让孩子从母乳里获得治愈性的脂肪。利用新的技术，我们可以测量母乳中的 Omega-3 含量（采一滴母乳在试纸上），以及婴儿和儿童血液中的 Omega-3 脂肪酸含量（采手指尖的一滴血）。对于患有过敏性疾病的家庭，这项测试可使我们确认宝宝是否获得了足够的健康脂肪。

进食鱼类，让肠道开心起来。《新英格兰医学杂志》中的一项研究表明，Omega-3 脂肪酸可以帮助缓解炎症性肠病——影响着越来越多美国人的一种肠道滋扰，且发生于年龄较小的时候。我们建议所有的过敏患者进食鱼类。为什么要等到问题出现才开始行动呢？早在宝宝 9 个月大的时候，就应该开始将鱼类作为饮食的常规部分，有助于预防过敏和炎症性疾病。

进食海鲜的益处很多，但重要的是进食安全剂量的海鲜和 Omega-3 脂肪酸。旧的信息中的大多数 Omega-3 鱼油的建议剂量，最近被发现过低。基于有关安全海鲜的最新科学，为你的孩子确定最有效的剂量，我们建议：

• 对于大多数学龄儿童、青少年和成人，我们建议"每天 1 克海鲜，远离过敏医生"。这里的一天 1 克的建议（或 1000 毫克）指的是 Omega-3 脂肪酸的总含量；每一款鱼油补充剂的标签上都会列出每份标准量的 Omega-3 脂肪酸的含量。两种最重要的 Omega-3 脂肪酸是 EPA——抗炎、平衡免疫系统，以及 DHA——保持细胞膜健康。打个比方，120 克的红三文鱼提供了 700 ~ 900 毫克的 DHA / EPA。而西尔斯医生提倡的"一把鱼"原则指的是，你应给孩子提供至少是孩子一只手大小的安全海鲜，最好是野生三文鱼，一周至少两次。

• 最好使用含有 1：1 或 1：2 比例的 DHA 和 EPA 的鱼油，这正是大自然母亲赋予野生三文鱼的。

• 对于 2 ~ 5 岁的儿童，推荐的 DHA 及 EPA 摄取量为 500 毫克。

• 对于婴儿，建议 DHA 及 EPA 每日摄取量为 300 毫克。如果母亲

最安全的海鲜

　　2013 年 6 月，西尔斯医生成为 **EPA** 及 **DHA Omega**-3 脂肪酸国际组织演讲专家组的一员。这个组织的观点是，每周进食两只手大小的任意海鲜是安全的（对于一般的成年人换算为每周 350克，孩子的"一把"要更少）。专家告诫，不要进食太多的鲨鱼、旗鱼、方头鱼、青花鱼和马林鱼，因为它们可能含有过量的汞。

　　最安全和最营养的鱼类如下：

野生三文鱼	淡水鲑鱼
罐头三文鱼	罐头金枪鱼（鲣鱼、黄鳍金
凤尾鱼	枪鱼等，非长鳍金枪鱼）
鲱鱼	鳕鱼
沙丁鱼	

　　罗非鱼，餐馆菜单中常见的鱼类，价钱相对便宜，也是安全的。然而却是最没营养的鱼类之一，因为它含有很多的 Omega-6鱼油（促炎性）和很少的 Omega-3 鱼油（抗炎性），与三文鱼恰恰相反。

的饮食中包含大量的 Omega-3 脂肪酸，那母乳中的 Omega-3 应为足量。在我们的实践中，过敏家庭在宝宝 7 个月大时便开始引入野生三文鱼。婴儿大脑里 60% 为脂肪，而三文鱼的脂肪和母乳一样，属于最聪明的脂肪，应该包含在宝宝的饮食中。

以上这些都是最低的推荐剂量。过敏严重的孩子可能需要更多，应遵循医生的建议。

更多的内容，可以阅读威廉·西尔斯的《Omega-3 效应》(*The Omega-3 Effect*)。在这本书中，你将寻找到最安全的海鲜来源，如何为孩子准备美味的海鲜餐，以及更多关于 Omega-3 作用的信息。

果昔

如何做到每天一杯果昔，远离过敏呢？再次强调，这其实是关于如何把更多的颜色放进你的嘴里。果昔在抗过敏处方中名列前茅，这是因为：

• 孩子们喜欢做果昔也喜欢喝果昔。

• 这是给你的孩子提供多彩食物的好方法（这些食物含有最高剂量的植物素）。你甚至可以偷偷加入孩子不太喜欢的提高免疫力的食物，比如羽衣甘蓝或营养补充剂。

• 你可以利用一种被称为"食物协同作用"的强大力量；当你把许多五颜六色的食物混合在一起，它们会增强彼此的抗氧化作用，协同作用便产生了。如果果昔会说话，应该会说："我和其他食物在一起时，功效会发挥得更好。"

• 在哮喘发作期间，数小时内啜饮果昔有助于肠道休息，让身体利用更多的能量来自我修复。大量的固体食物会引发胃灼热和反流，加重哮喘。

● 啜饮的办法可用于肠道炎症和过敏，我们称之为易进易出的饮食方式。搅拌均匀的果昔可以更快地排出，对敏感肠壁的刺激性小，并能缓解便秘。

健康的果昔应包含以下多种食材。选择你觉得味道好的，以及肠道感觉好的食物。果昔应含有蛋白质和健康的脂肪，相比富含碳水化合物的奶昔，除了吃起来味道更好，还能给你带来更长时间的满足感。我们基本的果昔食谱遵循以下营养比例：20% ～ 25% 的蛋白质，20% ～ 25% 的脂肪，以及 50% 的碳水化合物。从小分量开始，比如一份 350 毫升的混合果昔作为早餐，一周吃上 2 ～ 3 天。当你的身体开始渴望每天进食更多，可增加混合果昔的分量和频率。改变果昔的基底和其他成分，让你的味蕾可以享受多样化的体验。

可以从以下 6 组食物中各选一种：

健康的流质

● 椰奶

● 杏仁奶

● 绿茶

● 有机果蔬汁：绿色蔬菜、胡萝卜、其他蔬菜、石榴

健康的蛋白质

● 希腊有机酸奶

● 坚果酱

● 夏威夷螺旋藻

健康的蛋白质粉、多种营养物质

● 1 大勺巧克力或香草，JuicePlus+ 全营养素

● 其他健康食品的混合营养素

健康的脂肪	健康的碳水化合物	特别添加
• 牛油果	• 蓝莓	• 肉桂
• 坚果酱	• 草莓	• 小麦胚芽
• 奇亚籽、亚麻籽粉	• 石榴	• 可可粉
	• 木瓜	• 无花果
	• 猕猴桃	• 椰蓉
	• 羽衣甘蓝	• 姜末
	• 菠菜	

当你"善意"地提供过多对成年人好的、超级健康的果昔，有的孩子会感到不舒服。尝试简单地引入基础果昔，含有椰奶（很好的脂肪来源）、自然风味的酸奶、蛋白质粉、香蕉（很好的甜味剂），以及浆果。随着孩子口味越发成熟，可以再加入越来越多的食材。

AskDrSear.com 上有一系列的果昔食谱，你可通过搜索查看。

沙拉

当你把越来越多的颜色放进杯子里，也应该把更多的颜色放进你的盘子里，多彩的沙拉是超级抗氧化剂。深绿色和其他颜色多彩的蔬菜会与橄榄油（另一强大的抗炎物质）发生协同效应，用天然的免疫平衡药物为孩子的抗过敏药库作储备。这里有一份简单的颜色指南来引导你如何装满沙拉碗。绿色蔬菜和豆类：羽衣甘蓝、菠菜、芝麻菜、甜菜、红豆、黑豆。红色：西瓜、红椒、西红柿、葡萄柚。黄色和橙色：黄椒、红薯、胡萝卜、小南瓜。蓝紫色：蓝莓、李子、葡萄。

在上主菜之前，每天的晚餐应该以沙拉开始。孩子还小的时候，就应该养成这个习惯；它传递了这样的信息："这是我们家的晚餐。"不要对犹豫不决的孩子过于严厉，只须简单地提供一小份，以自己享受的样子给孩子做榜样，并向孩子解释这些食物如何能改善过敏。用筷子能让这件事变得更有趣，看看谁能先夹到芸豆或葵花子，或让孩子按颜色吃东西。（在小宝宝还用手抓着吃东西的时候，不要提供种子类食物！）

年轻的时候，我们的沙拉一般含有卷心菜、去皮黄瓜、烤面包碎、田园沙拉酱，还可能在好日子里加个西红柿。如今，我们的沙拉有绿色生菜、切碎的甜椒、坚果、葡萄干、蔓越莓等浆果干、黄瓜（留皮）、西红柿（每次都有）、帕玛森或马苏里拉奶酪，以及健康的橄榄油为基底的沙拉酱。这才是沙拉，我们的孩子非常喜欢。

给过敏的孩子换换食用油

多吃	少吃 *	不吃
鱼油	玉米油	氢化油
亚麻籽油	大豆油	棉籽油
橄榄油		
初榨椰子油		
坚果油		
牛油果油		

* 关于为什么这些油会促进发炎的更多信息，参见威廉·西尔斯的《Omega-3 效应》。

香料

在孩子的饮食里添加香料，可以使过度活跃的免疫系统平静下来。已证明具有免疫平衡作用的香料是姜黄、黑胡椒、肉桂、蒜蓉、辣椒、姜，当你的孩子舀半勺姜黄和胡椒（加入胡椒可以促进姜黄在肠道中的吸收）到沙拉或晚餐中，把肉桂或姜撒到果昔中时，你可以叫它们"小糖粒"。尽可能在大多数晚餐中加入蒜蓉，并在可行的时候添加辣椒。当你有创意地将这些有免疫平衡作用的食物推销给孩子时，注意观察他们如何在你的坚持下从勉强尝试到喜欢到最终渴求的表现。这些食物唤醒了身体内在的智慧，身体会自然而然地渴求对其好的食物。

补充剂

如果我们生活在一个理想世界里，吃的是自己种的蔬菜、钓的海鲜，那也许并不需要营养补充剂。但现代生活面临的现实却是大多数人都无法从自己的农场取食或从自己的鱼塘钓鱼。同时，现代食物的加工过程已经从我们的食物中去除了许多营养成分。免疫系统失衡和过敏性疾病的流行，似乎与标准美式饮食导致的营养缺乏症的发展趋势一致，而补充剂可以弥补这个缺口。

时常有患者把补充剂的袋子拿给我们看，让我们评价一下这些补充剂有没有用。我们常常无言以对，因为大多数的补充剂都不是以科学研究为基础的。以下补充剂是我们在实践中推荐的，尤其是对过敏的患者，因为这些都是有科学基础的：

Omega-3 **鱼油**。我们从 VitalChoice.com 购买钟爱的安全又营养的三文鱼。鳕鱼肝油是另一种健康的选择。从凤尾鱼和沙丁鱼这样的小鱼中提取的浓缩鱼油也是不错的选择。剂量参见第 324、325 页，更多信息可查看 DrBobsDaily.com。

水果、蔬菜、浆果补充剂。 如果你的孩子无法坚持每天进食 10 份标准量（相当于 10 份孩子手掌大小的量）的水果和蔬菜（其实没多少孩子能做到），那么每天就需要一定量的补充剂。我们在实践中推荐过 JuicePlus+，包含 25 种水果、蔬菜、浆果的浓缩胶囊或咀嚼片。健康食品店也销售各种各样的水果、蔬菜和浆果混合液体、粉剂、咀嚼片、胶囊，这些都是你可以选择的健康补充剂（虽然许多并未经科学研究证实其有益性）。如果你的孩子不愿意吃儿童的补充剂，试试把一两粒成人胶囊补充剂撒在麦片、沙拉或果昔里。

维生素 D。 为了平衡反常的免疫系统，过敏专科医生越来越重视维生素 D。大量的研究表明，孕期和婴儿时期维生素 D 水平低会增加过敏性疾病的风险。许多医护人员建议，孕期维生素 D 的补充量应高于目前孕期维生素中的含量。作为过敏原血液检查的一部分，你的医生可能会测量维生素 D 水平。通常，为了把你的维生素 D 水平提高到健康范围（60 ~ 100 纳克每毫升，即 ng/ml），你或孩子应每天按照需要提高的单位剂量服用 100 国际单位（IU）的维生素 D。比如，如果血液检测得到的数值为 30ng/ml，那提升到 60ng/ml 需每日补充大约 3000IU（所需提高的 30ng/ml 乘 100IU）。再者，你可以通过鱼类来补充：170 克的三文鱼可提供大约 4000IU 的维生素 D。而另外一个补充维生素 D 的经验法则是每 12 千克的体重需要约 1000IU；婴儿和幼儿每日约需 1000IU，学龄儿童约 2000IU，青少年和成年人则尽可能达到 5000IU（或遵医嘱达到更高的水平）。建议你与医生确认所需的剂量，更多信息可查看 DrBobsDaily.com。

益生菌。这些补充剂很重要，能把更好的细菌安置在你过敏的肠道内。这些"好细菌"是天然居住在肠道里的居民。作为对良好居住环境的回报，它们会帮助调节肠道免疫。用孩子的话来说，益生菌在肠道里培育了一个健康的花园（称作菌群）。这些友好又健康的细菌不仅在肠道里与免疫和神经系统谈天说地，还会和大脑交流，帮助调节行为和中枢神经系统的功能。

新的研究进一步验证了这一观点，入口的东西影响着你的大脑和免疫系统。几十年来，儿科研究证实了母乳喂养的新生儿，尤其是接受母乳喂养的早产儿，不仅有可能在成长过程中表现得更聪明，还会有更健康的免疫系统，很少患有湿疹等过敏性疾病。一天的母乳可以带来 10 万亿肠道细菌滋养宝宝的肠道。

自然分娩并接受母乳喂养的宝宝，在无抗生素暴露的情况下，应拥有健康的肠道菌群，不需要常规的益生菌补充剂。而有肠痉挛、过敏或消化性问题的宝宝，患有过敏或肠道疾病的儿童和成人，以及任何服用抗生素的人，都可能从益生菌中受益。以下是选择益生菌的一些关键建议。

• 选择具体的菌种。好几种有广泛研究的菌种都对肠道和过敏性疾病有益。这些益生菌包括罗伊氏乳杆菌、鼠李糖乳杆菌（也被称作 LGG，GG 代表获得专利的两位研究人员的姓氏）、嗜酸乳杆菌和其他乳杆菌。双歧杆菌和嗜热链球菌也已被研究证实有着积极的效果。一种被称为布拉迪的酵母菌也被证实有助于清除不健康的肠道细菌，并支持肠道免疫系统。这种酵母菌可单独或与其他益生菌结合使用。

• 选择多种菌群。益生菌的最佳选择是包含几种乳酸菌和双歧杆菌的菌株，这些都会列在商品标签上。

• 益生元。这是一个相对较新的概念。益生元是不易消化，喂养益生菌并促使其生长的纤维食物。两种最常见的益生元是菊粉和低聚糖。选择标签上含有益生元的益生菌更好。

• 剂量。遵循标签上的剂量说明。对于大多数益生菌来说，建议剂量会以"10亿"有机体/天为单位。典型的剂量范围在10亿～200亿。对于患有更复杂的过敏性疾病或肠道疾病的人，遵照医嘱，适合剂量可能达到每天1000亿或更多。当益生菌或益生菌食物第一次引入充斥着酵母菌和不健康细菌的肠道内，一些人会经历肠道症状加重（疼痛、腹胀、腹泻），这是因为有害细菌开始死去。如果该情况发生，暂停补充并咨询医生。你可能需要以渐进的方式重新添加益生菌，从而帮助身体逐渐适应。

医学研究界如今开始更认真地看待益生菌，关注它们如何影响肠道、免疫和神经系统健康，迄今已经完成了数百项研究。美国国立卫生研究院也已开展了"人类微生物组计划"，对生活在我们体内的健康细菌进行详细的调查研究。这项正在进行的研究，将使我们了解如何通过关注肠道健康而使生活更健康、远离病痛。

更先进的营养理念和整体医学方案来应对过敏性疾病的挑战

本章提及的生活方式的改变，以及前面章节提及的一些具体方法，加上向过敏专科医生咨询后，许多过敏性问题将会有所改善或得以解决。但对于一些家庭，过敏性疾病带来的挑战非常独特，这些方法可能无法给他们提供全面的照顾。别气馁，希望常在，这一章最后的部分，我们会讲述一些前沿的营养理念，你最终可能会从中找到治疗的方案。

这个部分讨论的治疗方法被称为结合医学。这是一个新兴的实践领域，在这个领域中，经过训练的医生（如我们）将标准医学与替代医学技术相结合。结合医学的分支越来越多，医生根据自身的经验进行合作，并就看上去有效的替代药物达成共识。虽然许多替代医学方法是基于科学的原理，但尚未得到大范围的研究支持来证明其有效性。这就是大多数医生对这些治疗方法有选择性地使用的原因。

作为医学世家，西尔斯家族的医生喜欢提供科学的建议。虽然药物是最佳的治疗和预防手段，但过敏性疾病的持续上升，标准的医疗方案并不适用于每个人。这就是为什么我们如今要与志同道合的医生共同探索结合医学技术，这一章也提供了很多深入的见解。

低碳水化合物生活方式

想必你已经有所了解，拥有健康的肠道免疫系统是身心健康的一个方面。对于一些人来说，这是治疗过敏性疾病的一个重要因素，其中的关键是帮助体内的益生菌繁殖。为了最好地实现这一目标，你必须去除那些有助于不健康细菌成长的营养物质，来摆脱不健康的细菌。那什么营养物质会助长这些不健康的细菌呢？答案是：碳水化合物。低碳水化合物饮食可能是针对难以解决的过敏最有价值的治疗方法。我们看到无数患有慢性肠道疾病、湿疹、哮喘和行为障碍的患者因这种饮食有所改善。不只是我们——许多其他医生也有报告并撰写了有关低碳水化合物饮食和其治疗效果的书籍。

相对于低碳水化合物饮食，我们更偏好"合适的碳水化合物"这个措辞。我们都需要碳水化合物——只是必须确保进食的是健康的碳水化合物，在不助长肠道内有害细菌的情况下滋养我们的身体。

选择恰当的碳水化合物对于正在尝试无麸质饮食的人来说尤其重要。早期关于麸质的书籍和文章，很大比重在关注寻求替代的食物来满足我们对面包和意面的渴求。大多数建议是进食富含淀粉的碳水化合物，如大米和土豆之类。如今，许多书籍和文章非常机智地建议我们，为了实现更好的结果，须避免碳水化合物超负荷。而随着身体修复，某些碳水化合物可延迟添加。

有许多含有适当碳水化合物的饮食可供选择；我们没有特别钟爱的，但将简单解释我们最有经验的3种生活方式。（我们更喜欢称其为生活方式，而不是饮食改变。）为了遵循这些生活方式，你必须找到一本书和 / 或网站，能提供一切需要知道的内容。当你开始新的饮食方式时，应根据自身具体的需求，咨询医生和营养师，寻求他们有关低碳水化合物饮食的意见。

这些饮食的一个共同主旨是：避免加工食物至关重要。食物应新鲜购置，保有天然的形式，也应在家中烹饪。简而言之，达到免疫平衡的关键就是吃真正的食物。但在现代社会，并不容易坚持下去，这对于患有严重过敏性疾病的人来说是重要的一步。一个关于这种生活方式的好消息是，对于许多人来说，这是暂时性的。一旦肠道修复，过敏退去，合理饮食便会成为你的口头禅，而你也知道家人对什么耐受，不会引发过敏反应。有的人会发现，当他们偏离这种饮食时，问题又回来了，那就要致力于坚持摄入适当的碳水化合物和真正的食物。本章提及的 5S 饮食法是适当的碳水化合物饮食的简明版。以下是一些进一步的选择。

旧石器时代饮食。"原始人"的饮食方式基本上剔除了所有的谷物，所有的乳制品，所有的淀粉。除了无麸质饮食，我也遵循了这种饮食，让哮喘有了进一步的改善。而这也是我们在实践中最喜欢和孩子谈论的饮食，因为我们会这样解释："你可以像穴居人一样吃东西。如果你打猎或钓鱼，就可以吃捕捉到的食物（肉、鸡、鱼）。你可以享用从灌木丛摘到的（浆果），从树林里采集到的（坚果和种子），从地里摘到的（蔬菜），或爬到树上够到的（水果）。你还可以从鸡窝里偷偷摸鸡蛋。但你并不拥有一个农场，所以无法种农作物来吃（没有谷物或土豆），也没法吃到任何农场动物（必须到野外狩猎），所以你也无法从奶牛身上挤奶或做奶酪和酸奶。"这样告诉孩子，他们更有可能接受这个改变，专注于可以吃的天然食物，不再回想不在菜单上的最喜欢的食物。但让你的孩子放心，等身体健康后，过敏便会消失，有一天孩子可以再次享用它们。

特殊碳水化合物饮食（SCD）。该饮食方式剔除了大量的碳水化合物（比如经加工的水果、淀粉、蔬菜、所有的谷物、肉类，大多数的乳制品），这些碳水化合物大多数人不能完全消化，也是肠道酵母菌和其他不健康细菌的营养来源。该饮食是几十年前为炎症性肠病患者开发来减轻炎症的。最近，也被推荐作为发育迟缓的儿童清除肠道酵母菌和防止细菌过度生长的措施，并且能治愈肠漏症（参见第180页），这是发育障碍患者中常见的问题。由于肠道中的酵母菌和不健康的细菌过度生长，肠漏是过敏性疾病的主要因素。特殊碳水化合物饮食清晰地指导了应回避什么碳水化合物，以及应如何用更健康、更容易消化的碳水化合物代替，如新鲜或冷冻的水果、蔬菜、肉、鱼、鸡蛋、一些奶酪、酸奶、生坚果、一些健康的果汁。当肠道愈合和健康的益生菌繁殖，过敏症状可能会消退。该饮食与旧石器时代饮食不同的一个方面是，它允许进食一些低乳糖的天然乳制品，而这类乳制品适用于没有特异性牛奶蛋白过敏的人。

肠道和心理综合征饮食（GAPS）。 该饮食方式与特殊碳水化合物饮食遵循一样的基本原则。这是为那些有情绪障碍、行为问题和神经发育迟缓的人群设计的，他们可能有潜在的食物过敏、敏感和胃肠问题。GAPS 饮食的首要目标是用天然食物的力量来治愈肠漏，恢复健康的肠道系统。这种饮食需要更精确地通过几个阶段逐渐添加有助于肠道愈合的食物。

哪一种饮食适合你的家庭？ 我们建议患有中度过敏性疾病，即看上去并不涉及慢性肠道症状、行为挑战、神经发育迟缓的家庭采取 5S 饮食法或旧石器时代生活方式。这是整个家庭最容易一起遵循的饮食；即便是那些并无过敏的家庭也能因此拥有更健康的身体。

如果慢性肠道症状属于过敏症状的一部分，特殊碳水化合物饮食是更好的选择，因为它更多地关注肠道的修复。这项饮食的背后有着数十年的实践经验，也是迄今为止我们见过的帮助了最多人的饮食方式，包括有神经发育和行为障碍的儿童。

而 GAPS 饮食则比较新，也更复杂。但它的原理健全，对于患有慢性过敏伴随肠道问题和情绪 / 行为障碍的人，的确是需要一个更复杂的全身治疗方案。目前为止，我们已经在患者身上看到了一些好的结果，未来几年也将继续研究 GAPS 饮食方式的疗效。

其他有名的肠道修复饮食包括阿特金斯、FODMAPs，以及人体生态学饮食。

特殊饮食的资源。无论你选择的是哪一种生活方式，在没有咨询具体饮食方面的专家前请不要尝试。本书仅仅是一个介绍，可查询以下的资源：

• 旧石器时代饮食——关于这个话题的好书太多了。你可以从网上和书店找到很多。我们还未寻找到一份关于这种饮食的完整网上指导，你搜索时会发现一些有用的介绍和食谱网站。

• SCD 饮食——关于这个话题最好的一本书为伊莱恩·戈特莎（Elaine Gottschall）的《打破恶性循环》（*Breaking the Vicious Cycle*）；对于想要正确进行这项饮食的人来说，这是必读之作。网站有 Breakingthe ViciousCycle.info 以及 PecanBread.com。

• GAPS 饮食——医学博士娜塔莎·坎贝尔·迈克布莱德（Natasha Campbell-Mcbride）的《肠道和心理综合征》（*Gut and Psychology Syndrome*）主要介绍了这种饮食方法。大多数网站都能通过线上搜索找到。

• 多种特殊饮食的总体指导。如果你想要很详细地了解多种特殊饮食的概述，以及足够具体的信息来尝试每一种饮食，目前我们发现的最彻底的研究是注册营养顾问朱莉·马修斯（Julie Matthews）的《滋养自闭症的希望》（*Nourishing Hope for Autism*）。

发酵食物：自然恢复肠道益生菌

进食益生菌补充剂是重建肠道菌群的一种方式。然而，这些细菌在实验室中生长、加工，放进胶囊、粉剂或液体中，只是预计摄入后会在我们的身体里生长和繁殖。虽然研究表明这些确实有效，但摄入健康细菌更自然的方式是进食富含益生菌的食物。SCD 和 GAPS 两项饮食法的主要特点便是把这些富含益生菌的食物包含其中。

酸奶是最典型的例子。酸奶含有益生菌，经过天然的发酵过程制成，这些益生菌会在最终成品中呈现。你会在酸奶的标签上看到本产品含有"活性菌"。然而，大多数市售酸奶所含的益生菌不足以达到治疗效果。以新鲜、有机生牛奶或羊奶为原料的自制酸奶所含的益生菌明显更多，是从饮食中获取丰富益生菌的最佳方式之一。同时，羊奶相比于牛奶含有更容易消化的脂肪和蛋白质，对于有肠道过敏或食物不耐受的儿童或成年人都是一项福利。你还可以买到或自制许多其他健康的、经发酵的益生菌食物，可能也会对你和家人的肠道有益，包括：

- 开菲尔
- 椰子酸奶酒（对牛奶敏感的人，这是获取益生菌非常好的来源）
- 自制酸奶油（一般被称作法式酸奶油）
- 酸菜和其他腌制蔬菜，如韩国泡菜和酸黄瓜
- 红茶菌（茶经过发酵后制成的一种饮料）

关于如何制作这些食品的详细说明超出了本书的范围。大多数健康食品店会有一些选择，也有许许多多网上的资源，为自制酸奶、开菲尔、酸奶油提供了详细的指导。再怎么强调这些食物也不为过，因为我们已经看到很多有慢性过敏和肠道问题的患者最终通过把发酵食物融入生活中而痊愈。

说明：发酵食物的组胺含量往往较高。几乎所有人甚至是过敏患者

粪便微生物群移植

粪便微生物群移植（FMT）是一个新兴的研究领域，第一次听说感觉很荒唐、很极端。但主流医学的前期调研显示，FMT 在治疗慢性难辨梭状芽胞杆菌肠道感染（由某些抗生素引起的严重肠道感染）、炎症性肠病、肠易激综合征和慢性便秘方面具有很好的疗效。虽然这些并不是影响大多数人的典型过敏性疾病，但这些严重的肠道症状会使人感到相当虚弱，并可能导致终身的并发症。研究人员得出的结论是，健康的肠道益生菌环境是治疗这些疾病的关键因素，而最好的方法是从健康的捐赠者身上移植粪便细菌（也称为微生物群）。这可以通过各种方式来实现，包括灌肠、结肠镜检查，或直接通过长饲管注入上消化道。这些细菌重新填充被移植者的结肠，并使肠道免疫系统恢复平衡。在某些情况下，对于以往被认为是终身的肠道疾病来说，这是一个长期的治疗方法。FMT 尚未对大众开放，但如果正在进行的研究继续显示出良好的效果，那么对于那些需要它的人来说，可能会变得再寻常不过。而这个概念凸显了健康肠道环境的惊人治疗特性。

消化这些食物都没有难度。但有一种罕见的组胺不耐受症状（第 246 页已讨论过），导致对组胺食物产生过敏反应。当首次引入这些发酵食物时注意观察过敏症状，如果发现有反应，请告知医生。

天然抗炎和抗过敏补充剂

在本书中，我们强调了某些过敏的自然疗法。这部分将关注有助于平衡免疫系统的疗法，也对一般过敏性疾病有益。Omega-3 鱼油、水果和蔬菜、维生素 D、益生菌的疗效均有研究支持，且为过敏专科医生常规推荐。在整合医学和替代医学实践者中流行的另外几种营养物质也各有所长。但这些疗法尚未得到医学和科学界的支持，因此你不会在普通医生那里听说。而另一方面，结合医学的医生对此非常精通，在我们的实践中，也看到一些患有比较严重的过敏性疾病的家庭对此有着不错的反响。虽然尝试这些疗法最好能在医生的指导下进行，但只要你不超过任何补充剂的建议剂量，便可以安全地自行开始治疗。

维生素 A、C、E 和锌。这 3 种维生素和一种矿物质在免疫健康和平衡中起着重要作用。按照每日推荐量（RDA）进行补充是治疗开始的重要一步。只须按照包装上的建议剂量服用即可。很多人都会受益于高剂量补充剂带来的抗氧化和免疫增强作用。但如果剂量过高，这些维生素就可能变得不健康了，因此高剂量补充剂只能在医生或营养专家的指导下服用。

碧萝芷。这种营养物质为松树皮提取物，属于植物单宁。单宁是强大的抗氧化物质，有助于平衡一些免疫细胞的功能。虽然碧萝芷的使用有一些研究的支持，但不足以让它成为一种主流的过敏疗法。然而，对于持续性的过敏问题，它是受欢迎又安全的营养物质。

槲皮素。这是一种天然色素分子，存在于水果、蔬菜和其他植物中。许多医学研究已经证实了它具有抗炎和抗组胺的特性，并且对治疗哮喘和湿疹有益。这项研究还不足以满足主流医学的需求，但看起来很有前景，可作为一种选择。

其他草药。自然疗法领域为治疗过敏、哮喘和炎症提供了一些有前途的草药。大多数疗法都有一些证实其疗效的研究支持，但还不足以满足主流医药政策制定者的需求。常用草药包括荨麻、蜂斗菜、半边莲和虫草、灵芝等菌类。用于传统中药的甘草和其他草药已经显示对哮喘症状有帮助。更多的信息可在自然疗法的网站、书籍中找到，或向自然疗法医生咨询。正如常规药物应在医生的指导下服用，长期服用中草药也应向自然疗法医生咨询，因为它们可能造成负面的，在某些情况下是有害的副作用。

我发现每天喝一杯由冬虫夏草制成的茶，可减轻鼻腔过敏；虽然它并没有以往服用的抗组胺药效果那么好，但的确有帮助。

本地原蜜。当地蜜蜂生产的原蜜含有你所在特定地区的许多花粉。一些研究表明，进食这种蜂蜜有助于使免疫系统对当地花粉脱敏，并防止季节性花粉过敏患者的鼻过敏和哮喘发作。但一些研究却没有显示这项益处，因此它的疗效并不确定。如果其他用来防止季节性过敏症状的方法都无效，这个方法值得一试。不要给 1 岁以下的宝宝喂蜂蜜，会导致肉毒杆菌中毒。

转移因子。这是由白细胞分泌的一种分子。它通过增强 Th1 细胞（与细菌作战的一方）功能，抑制参与过敏的 Th2 细胞的活性，从而帮助平衡免疫系统。它存在于牛初乳和母乳中，对建立和维持健康的免疫系统起着重要作用。作为补充剂，转移因子从动物初乳（奶）或蛋中提取。理论上来说，它可能有所帮助，科学研究会及时提供更清晰的信息。

顺势疗法。顺势疗法是有帮助的，在我们的经验中，也是合法的。它并不适用于每个人，但一些人会感觉得到了明显的缓解。使用顺势疗法最有效的方法是面见顺势疗法医生，根据你的体型和新陈代谢专门打造个体化治疗。我们鼓励患者在传统方法不奏效的情况下，尝试顺势疗法。

在没有专家指导的情况下，尝试顺势疗法也是安全的。我碰巧找到一支顺势疗法的过敏喷雾，对季节性鼻过敏症状非常有效（专门为我生活的区域而制），以及一支针对我灰尘过敏反应的喷雾；而顺势疗法眼药水也对我的家人发红、发炎的眼睛（甚至是结膜炎）有用。

甲基营养素：叶酸和维生素 B_{12}。我们的社会面临着日益增加的遗传基因甲基化问题，而去甲基化治疗也成为结合医学的一个趋势。甲基化指的是我们的细胞启动和关闭基因表达，制造蛋白质和抗氧化物，以及为我们的身体排毒的方式。这项治疗最初应用于患有自闭症谱系障碍的孩子身上，以改善他们的免疫和神经功能，改善可能会加剧过敏的化学物质和毒素的排毒水平，以及增强细胞内的抗氧化功能，来缓解过敏性疾病。2014 年发布的最新研究显示，已知参与到哮喘中的 ADRB2 基因的甲基化程度升高可降低哮喘症状的严重性。通过补给甲基化代谢所需的营养物质，细胞（以及全身）可以更好地调整 DNA 功能，从而使身体内的每一个细胞可以更好地运作。这些维生素最好能在熟知用法的医疗人员的指导下使用。但你也可以服用非处方药剂，并遵循建议的剂量。

现在可以进行甲基化异常的遗传和代谢血液检测，在医疗保险可覆盖的情况下，进行这些检测是有作用的。如医疗保险不覆盖，那不值得花这个钱，或许也不是必需的，原因有二：（1）美国超过一半的人口估计都有一定程度的甲基化问题；（2）没有这些问题的人可能仍会受益于甲基化的叶酸和 B_{12}。

补充甲基化的营养物质包括：

• 甲基叶酸。（大多数维生素中可找到的）常规叶酸很难为有甲基化异常的人所利用。另一方面，甲基叶酸更容易被细胞接受和利用，以使甲基化代谢能够发挥最佳作用。有几种形式的叶酸效果也不错，比如四氢叶酸和亚叶酸。在多种维生素或单独的补充剂中寻找这些成分。遵循瓶身的建议剂量服用，一般是儿童一天两次，每次 200 微克，青少年和成年人每天两次，每次 400 微克。一些专家建议一天两次，每次 800 微克。

• 甲基 B_{12}。维生素 B_{12} 也是细胞甲基化过程的一个组成部分。大多数维生素产品都含有氰基形式的 B_{12}，但甲基形式的 B_{12} 更利于甲基化作用，并有越来越多的非处方配剂。通常情况下，甲基 B_{12} 的剂量需是每日推荐量的几倍才能发挥作用。在医生的指导下，一些人甚至会受益于更高的剂量，如儿童每天 1000 微克，青少年和成人每天 5000 微克。

可登录 DrBobsDaily.com 查看甲基化补充剂、益生菌、鱼油补充剂，以及其他维生素、矿物质和营养物质的完整讨论。

可实践的整体疗法

越来越多的美国人使用非传统的方法来治疗慢性疾病。对于过敏性疾病，最常见的 3 种替代疗法为针灸、整脊疗法、应用运动机能学（肌力测试或 NAET 疗法）。

针灸。对于不熟悉的人来说，看起来挺吓人的，但它的疗效得到了一些非常有前景的研究支持，尤其是针对哮喘和严重过敏症状。指压按摩也可能有所帮助。一些传统过敏专科医生甚至把针灸融合到他们的实践中。我们通常建议，最棘手的病例可以尝试这种方法。

整脊疗法。针对背痛、头痛和其他神经肌肉问题，我们也支持整脊疗法的理论，我也一年数次面见整脊师。虽然我们无法亲自见证对过敏性疾病有多大帮助，但经常听到许多患者的轶事，他们也相信自己受益于这项护理。

NAET 疗法。这种替代过敏原检测的方法已在第 35 页介绍过。纳氏脱敏疗法也被用作使免疫系统对过敏原耐受，从而使患者重新进食过敏食物，并对空气中的过敏原耐受。纳姆布德里帕德博士已向美国各地许多整体疗法的医师提供培训，使他的疗法广泛传播。尽管它已经普及，我们也从几十位患者那里听到了积极反馈，但仍很难得出医学上的结论，即这种疗法对免疫系统和神经系统有足够的影响力，诱导对过敏原产生免疫耐受。但我们非常开放，也建议患者在其他方法失败时尝试这种方法。

针对家庭的过敏性疾病，选择正确、自然的解决办法非常不易。必须大量投入金钱和时间来探索这些选择。我们提供了多种选择供你考虑，也突出了那些我们认为最值得尝试的。其中无须担心的一点是安全问题；你不必担心这里提及的营养转变、补充剂、整体疗法会造成伤害或使过敏恶化。唯一的缺点是花费在尝试上的时间和金钱，最终也可能没有效果。向你的医生和其他思想开放的医生咨询，我们希望你能找到行之有效的解决办法，让你和孩子可以享受没有过敏的健康幸福生活。

致　谢

如果没有出版商的努力和奉献，这本书不会顺利出版。也要一如既往地感谢编辑。同时，谢谢特里·亚当（Terry Adams）多年来的指导。最后，特别鸣谢我们的经纪人兼好友丹尼斯·马塞尔（Denise Marcil），她丰富的专业知识对于我们来说非常宝贵。感谢朱莉·马修斯（Julie Matthews），帮助我们查阅关于特殊饮食的相关信息。

我们还要感谢以下在写作中使用过的资源：www.AAAAI.org，美国过敏、哮喘和免疫学会网站；www.ACAAI.org，美国过敏、哮喘和免疫学医师协会网站；以及《过敏免疫学指南》（*Manual of Allergy and Immunology*）。

图书在版编目（CIP）数据

　　西尔斯过敏全书／（美）罗伯特·西尔斯，（美）威廉·西尔斯著；涂传鸣，李源露译．－－海口：南海出版公司，2019.6
　　ISBN 978-7-5442-9554-3

　　Ⅰ.①西… Ⅱ.①罗… ②威… ③涂… ④李… Ⅲ.①小儿疾病－过敏性反应－防治 Ⅳ.① R725.931

　　中国版本图书馆 CIP 数据核字（2019）第 043082 号

著作权合同登记号　图字：30-2018-083

THE ALLERGY BOOK:Solving Your Family's Nasal Allergies, Asthma, Food Sensitivities, and Related Health and Behavioral Problems by Robert W. Sears, MD, FAAP and William Sears, MD, FRCP
Copyright © 2015 by Robert W. Sears and William Sears
Published by arrangement with Denise Marcil Literary Agency LLC
through Bardon-Chinese Media Agency
Simplified Chinese translation copyright © (2019)
by ThinKingdom Media Group Ltd.
ALL RIGHTS RESERVED

西尔斯过敏全书

〔美〕罗伯特·西尔斯　威廉·西尔斯 著

涂传鸣　李源露 译

出　　版　南海出版公司　（0898）66568511
　　　　　　海口市海秀中路 51 号星华大厦五楼　　邮编 570206
发　　行　新经典发行有限公司
　　　　　　电话（010）68423599　　邮箱 editor@readinglife.com
经　　销　新华书店

责任编辑　崔莲花　侯明明
责任印制　史广宜
装帧设计　朱　琳
内文制作　博远文化

印　　刷　三河市三佳印刷装订有限公司
开　　本　700 毫米 ×990 毫米　1/16
印　　张　22.5
字　　数　300 千
版　　次　2019 年 6 月第 1 版
印　　次　2019 年 6 月第 1 次印刷
书　　号　ISBN 978-7-5442-9554-3
定　　价　68.00 元